GUIDE DU VOYAGEUR

DANS

LE PALAIS ET LA FORÊT

DE FONTAINEBLEAU.

Fontainebleau, Imp. de E. Jacquin.

GUIDE DU VOYAGEUR

DANS

LE PALAIS ET LA FORÊT

DE

FONTAINEBLEAU,

OU

HISTOIRE ET DESCRIPTION ABRÉGÉES

DE CES LIEUX REMARQUABLES ET PITTORESQUES.

AVEC CARTES TOPOGRAPHIQUES.

PAR F. DENECOURT.

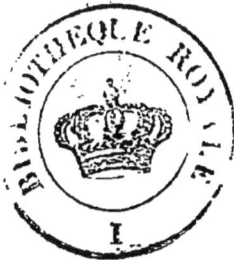

PRIX : 2 F. 50 C.

FONTAINEBLEAU,

CHEZ L'AUTEUR, RUE DE FRANCE, 49.

F. LHUILLIER, SUCCESSEUR DE S. PETIT, LIBRAIRE,

MÈME RUE, No 11.

—

1840.

TABLE.

PREMIÈRE PARTIE.
DU CHATEAU.

DEUXIÈME PARTIE.
DE LA FORÊT.

FIN DE LA TABLE.

PREMIÈRE PARTIE.

AVERTISSEMENT.

———

Ayant compris l'utilité en même temps que la nécessité de renfermer en un livre peu volumineux la description de tout ce qu'il y a d'intéressant et de remarquable dans le Palais et la Forêt de Fontainebleau, je me suis décidé à publier cet ouvrage, dont la narration, dégagée de tout détail superflu, ne contient que l'indication exacte et succincte des choses qui méritent d'être vues. Ce sera, j'aime à le croire, le guide le plus commode et le plus utile aux étrangers qui viennent chaque année, davantage, à Fontainebleau, pour en visiter les chefs-d'œuvre et les merveilles.

Afin de leur faciliter les moyens de parcourir avec connaissance de cause ces lieux pleins de souvenirs et si dignes d'intérêt, j'ai joint à cet ouvrage deux cartes topographiques, l'une du Château, l'autre de la Forêt.

ORIGINE

DE

FONTAINEBLEAU.

La vallée, d'où apparaissent Fontainebleau
et son magnifique château, est environnée de
bois, de rochers, et située au milieu de la
vaste forêt du même nom. Au dixième siècle,
cette vallée n'était qu'un désert de sable couvert çà et là de landes et de bruyères, parmi
lesquelles serpentaient, en coulant vers la
Seine, les eaux d'une source abondante, alors
à peu près ignorée des mortels humains, mais
fréquentée uniquement par les bêtes fauves
qui peuplaient ces lieux sauvages. L'eau de
cette source parut si limpide et si belle au
chasseur qui le premier pénétra sur ses bords,
qu'il la nomma la *Fontaine Belle-Eau*. C'est de

là, dit-on, que Fontainebleau tient son nom. Une autre version rapporte qu'un chien, appelé *Bléau*, ayant conduit son maître vers la fontaine, celui-ci lui aurait donné le nom de cet animal, *Fontaine Bléau*.

Un troisième auteur, le Père Guilbert, qui a écrit, il y a un peu plus d'un siècle, un livre sur Fontainebleau, prétend qu'auparavant l'existence de cette résidence royale, il y avait au lieu et place une habitation particulière, sorte de manoir appelé *Bréau*, nom que porte encore aujourd'hui l'abreuvoir situé au sud du Parterre, et alimenté par les eaux de la source en question, et à laquelle, toujours d'après l'auteur cité, ce nom aurait été le véritable qui lui fût donné, *Fontaine-Bréau*, et et non pas *Fontaine Belle-Eau*, ni *Bléau*. Dans l'incertitude qui règne sur l'étymologie de Fontainebleau, je laisse à la sagacité du lecteur le soin d'en décider.

SOUVENIRS

HISTORIQUES.

———◆———

L'existence la plus ancienne du palais de Fontainebleau, dont la date soit certaine, remonte au XIIᵉ siècle. La charte de Louis VII ne laisse aucun doute à ce sujet; elle se termine ainsi : *Actum publicè apud Fontene-Bleaudi in palatio nostro, anno Domini 1169* (donné publiquement dans notre palais de Fontainebleau, l'an 1169.) C'est sous le règne de ce prince que fut construite la jolie petite Chapelle de Saint-Saturnin.

À cette époque, Fontainebleau n'était qu'un misérable hameau, et son Château un manoir, où la royauté, alors contrariée par la puissance qu'avaient usurpée le clergé et la noblesse, venait parfois ensevelir sa mélancolie et ses ennuis [1].

Louis IX, qui aimait beaucoup cette solitude, qu'il appelait ses *déserts*, y fit faire de grandes constructions, dont les plus remarquables sont une Église dédiée à la Sainte-Trinité, et un Pavillon qui a conservé son nom.

En 1262, Philippe-le-Bel vint au monde à Fontainebleau, et y est mort en 1324.

C'est seulement sous François Ier, que fut construite la plus grande partie des immenses bâtimens que nous voyons aujourd'hui, et que cette solitude royale se transforma en un brillant rendez-vous de chasse, en un vaste foyer de fêtes et de bonheur pour les grands seigneurs, les courtisans et les beautés dont les aventures galantes remplissent les fastes de la cour.

[1] Aujourd'hui Fontainebleau est une ville dont la population s'élève à environ dix mille habitans. Quant à l'étendue de son château, on peut s'en faire une idée en sachant que la toîture seule présente une superficie de soixante mille mètres carrés.

Le 10 septembre 1551, Henri III y vint au monde, et mourut à Saint-Cloud, poignardé par un fanatique formé à l'école des Jésuites.

Henri IV, avec la belle Gabrielle d'Estrées, l'habita souvent, et ajouta à son agrandissement en faisant élever les vastes bâtimens de la cour des Cuisines et de celle des Princes.

Louis XIII, son fils et son successeur, y naquit en 1601, et y fut baptisé sous la coupole du donjon de la cour Ovale, le 14 septembre 1606.

Après les guerres de la Fronde, Louis XIV y fit pendant assez long-temps sa résidence. Ses amours avec madame de la Vallière y commencèrent, pour aller finir un peu plus tard à Versailles. Quand ce prince n'habitait pas le château de Fontainebleau, il en faisait honneur à d'autres. C'est ainsi que l'ex-reine de Suède, la fameuse Christine, y séjourna assez long-temps pour y faire assassiner, sous ses yeux et sans aucune forme de procès, le marquis de Monaldeschi, son écuyer, qui avait eu le malheur de lui être infidèle et de dévoiler des secrets confiés au milieu des relations les plus intimes.

Le grand Condé y termina sa carrière le 11 décembre 1686.

Le 5 octobre 1725, Louis xv y épousa une réfugiée polonaise, la princesse Marie, fille de Stanislas Lecksenski, qui, après avoir été deux fois roi de Pologne, s'était retiré en France, pauvre et dénué de tout.

Le Dauphin, leur fils, père de trois rois de France, Louis xvi, Louis xviii et Charles x, et dont les restes mortels sont déposés dans la cathédrale de Sens, y est mort le 20 décembre 1765.

Sous le règne de Louis xvi, la cour et les courtisans commencèrent à négliger Fontainebleau; et ce magnifique palais, si riche de souvenirs et dans lequel s'étaient écoulés des siècles de plaisir et de volupté, fut bientôt complètement oublié. Mais Napoléon, après avoir restauré la monarchie, le fit revivre en rétablissant les voyages annuels.

En 1808, Charles iv, roi d'Espagne, à qui l'empereur venait d'enlever la couronne et les états, y séjourna quelque temps en se rendant à Compiègne, lieu qui lui avait été assigné pour retraite.

Le 12 juin 1812, un prisonnier non moins

illustre, le pape Pie vii, y fut amené et retenu
jusqu'au mois de janvier 1814.

A cette époque, la puissance impériale allait
en décroissant. C'est à Fontainebleau qu'elle
est venue s'ensevelir au mois d'avril suivant.
Oui, c'est là, dans ce palais qu'il avait si
bien restauré, et d'où plus d'une fois il avait
imposé sa suprême volonté à l'Europe vaincue
et soumise à ses lois, qu'est venu définitive-
ment se briser le sceptre de cet homme extra-
ordinaire. Accablé par toutes les puissances,
trahi par ses courtisans et ses généraux, qu'il
avait tirés du néant, puis délaissé par la France
fatiguée, envahie et décimée, il a bien fallu
qu'il se résignât à signer l'abdication que lui
imposèrent à leur tour ses ennemis devenus
vainqueurs ; abdication par laquelle il renon-
çait pour lui et ses héritiers au premier trône
du monde.

Depuis cette époque, Napoléon ne reparut
plus qu'une seule fois à Fontainebleau, ce fut
à son retour de l'île d'Elbe ; mais il n'y resta
que quelques heures, pour régler les arran-
gemens relatifs à son entrée dans Paris.

Sous la Restauration, il ne s'y est passé de
remarquable que la réception de la princesse

de Naples, fiancée au duc de Berri ; c'est la seule fois que le roi Louis xviii a visité le Palais de Fontainebleau.

Depuis 1830, le nouveau chef du gouvernement, Louis-Philippe Ier, y a fait souvent des voyages qu'expliquent les nombreux travaux qu'il continue à y faire exécuter. Son fils aîné, le duc d'Orléans, y a épousé, le 30 mai 1837, la princesse Hélène de Mecklembourg.

DESCRIPTION

DU CHATEAU,

DES JARDINS ET DU PARC.

———❦———

COURS.

Six cours principales donnent accès dans les appartemens.

1° La cour du Cheval-Blanc, ainsi nommée, parce que Catherine de Médicis y avait fait placer un cheval en plâtre, moulé par Vignole, sur celui de Marc-Aurèle qui est sur l'une des places de Rome. Les constructions qui s'élèvent de chaque côté et au fond de cette cour, la plus vaste du palais, sont du temps de François Ier, de Louis xiv et de Louis xv. L'escalier en fer-à-cheval est l'ouvrage de Lemercier, architecte de Louis XIII. C'est à quelques pas de ce vieux monument, que Napoléon fit ses adieux aux débris de sa garde.

2° La cour de la Fontaine, dont les bâtimens sont du temps de François Ier et de Henri IV, est ornée d'une jolie fontaine en marbre blanc, surmontée d'une statue d'Ulysse.

3° La cour Ovale, dont la dénomination vient de sa forme, est la plus ancienne du palais ; on y voit un pavillon qui date du règne de Louis IX ; le reste est du temps de François Ier et de Henri IV.

4° La cour des Princes : c'est dans le bâtiment du fond qu'habitait la reine de Suède quand elle a fait assassiner son écuyer Monaldeschi.

5° La cour des Cuisines dont les constructions sont du temps de Henri IV.

6° La cour des Mathurins, établie sur l'emplacement où ces religieux avaient, sous François Ier, leur maison qui n'a été totalement détruite qu'en 1792.

INTÉRIEUR.

APPARTEMENT DU DUC D'ORLÉANS.

Avant Louis xiv, c'était celui des Reines-Mères ; voilà pourquoi il a été décoré par Anne d'Autriche, femme de Louis xiii ; plus tard il fut occupé par les frères cadets des rois de France, qui portaient le titre de *Monsieur*, et sous l'Empire, il a servi à loger deux illustres prisonniers, Charles iv, roi d'Espagne, et le pape Pie vii.

Les deux premières pièces en entrant tirent leur jour sur le jardin Anglais et ont une admirable vue sur l'étang ; elles sont ornées de tapisseries des Gobelins fort remarquables.

La chambre à coucher et les deux cabinets qui la suivent, ont été décorés à l'occasion du mariage du duc d'Orléans.

Le salon, dont le plafond est l'un des plus riches du château, a été orné par le peintre-décorateur Gotelle, de Meaux, sous Louis xiii.

Dans la pièce suivante, on admirera une magnifique tapisserie sortie des ateliers flamands, et dont les dessins sont de Jules Romain.

La salle de billard et l'antichambre, restaurées en 1834, sont tout-à-fait dans le style des autres pièces qu'on vient de parcourir.

APPARTEMENT DU ROI.

1° Salle d'Attente, restaurée en 1833, avec augmentation de trois portes en chêne, copiées sur celle qui a été faite sous Louis XIII.

2° Chapelle de la Sainte-Trinité, construite sous François Ier et décorée sous Louis XIII par le peintre Fréminet ; c'est là que Louis XV a été marié en 1725, et le duc d'Orléans, fils aîné du roi, en 1837.

3° La galerie de François Ier, construite et décorée sous le règne de ce prince, par Rosso, peintre-sculpteur et architecte en même temps, comprend 14 tableaux, dont 13 sont peints à fresque et un à l'huile, sur toile. Ce sont des allégories ayant rapport aux faits principaux de la vie du vainqueur à Marignan. Ces tableaux sont accompagnés de sculptures, de bas-reliefs et de médaillons d'un goût exquis, que l'on attribue généralement à des artistes italiens. Au fond de cette galerie est exposé un vase sorti des ateliers de Sèvres, modelé d'après Bernard Palissy : il coûte, dit-on, dix mille francs.

4° Antichambre des appartemens du roi, où l'on verra une horloge très compliquée, qui a été acquise par l'empereur Napoléon.

5° Salon des huissiers, dans le fond duquel est appliquée une tapisserie de Flandre faite sur les dessins de Jules Romain.

6° Salle de bains et cabinets établis sous l'empire.

7° Premier cabinet de travail, richement décoré dans le même temps, ainsi que les deux pièces qui suivent ; dans ce cabinet on conserve la table sur laquelle Napoléon a signé son abdication, dont le *fac simile* est encadré et posé sur une console.

8° Cabinet de travail de l'empereur, au plafond duquel est un tableau, ouvrage du peintre Renaud.

9° Chambre à coucher, conservée telle

2

qu'elle était du temps de Napoléon, et remarquable par sa riche simplicité.

10° Salle du conseil, décorée par le peintre Boucher, qui a fait lui-même les tableaux du plafond. La table qui est dans la partie formant l'ovale a 2 mètres 10 centimètres de diamètre, et est d'un seul morceau de bois de Sainte-Lucie.

11° Salle du trône; sa décoration, l'une des plus riches que l'on puisse imaginer, est du temps de Louis XIII et de Louis XIV ; le plafond à compartimens qui se démontent pièce par pièce, est couvert de sculptures entièrement dorées, ainsi que le lambris qui est parfaitement en rapport avec lui. Le baldaquin du trône est du temps de l'empire, cette pièce ayant été jusques-là la chambre à coucher du roi ; sur la cheminée est un portrait en pied de Louis XIII : il est de Philippe Champagne.

12° Boudoir. Rien de plus gracieux que la décoration de cette pièce, que Louis XVI fit faire pour Marie-Antoinette. Lui-même a fabriqué les espagnolettes des croisées que les gens de l'art regardent comme un chef-d'œuvre de ciselure. Le tableau du plafond est l'ouvrage de Barthélemy.

13° Chambre à coucher de la reine. Sa décoration est du même temps que celle de la salle du trône et a beaucoup d'analogie avec elle. Le vaste lit de parade que l'on y voit a été fait pour Marie-Antoinette, mais n'a été posé que sous l'empire, l'étoffe étant restée jusqu'à cette époque dans l'un des magasins de Lyon, où elle avait été commandée.

14° Salon. Il a été orné sous le règne de Louis XVI ; les tentures et les meubles sont du temps de l'empire, ainsi que les beaux vases de la manufacture de Sèvres qui sont posés sur les consoles. Le tableau du plafond est de Barthélemy.

15° Galerie de Diane. C'est Henri IV qui l'a fait construire et décorer, mais l'abandon dans lequel est resté le château de 1792 à 1804, lui a été si nuisible, que force fut de détruire ce qui en restait. Napoléon en a commencé la restauration que Louis XVIII a terminée. La longueur de cette galerie est de 120 pieds et sa largeur de 30.

Le plafond est divisé en 8 compartimens ou travées, sur le fond desquels deux peintres, membres de l'Institut, messieurs Abel de Pujol et Blondel, ont peint à l'huile sur plâtre, l'histoire fabuleuse de Diane.

Les alon, qui est l'œuvre de M. Blondel seul, est entièrement consacré à cette déesse; les tableaux, ceux des côtés de même que ceux du plafond, représentent divers traits de sa vie, tantôt chaste et tantôt dévergondée, ainsi que des emblêmes de sa passion pour la chasse. La galerie de Diane est une des belles choses modernes que nous possédons en France, la richesse des décorations ne le cédant en rien à tout ce qui a été fait de plus somptueux sous le règne de Louis xiv.

Au-dessous, était la galerie des Cerfs où a été assassiné Monaldeschi. Elle a été détruite sous Louis xv, et transformée en petites chambres et salons pour le service pendant les voyages.

16° Escalier de la reine, restauré et embelli tout récemment. On y verra un immense tableau de chasse sous Louis xv, c'est l'ouvrage du peintre Oudry.

17° Antichambre des appartemens de réception. Rien à y voir qu'une tapisserie des Gobelins, représentant les aventures de Don Quichotte, de la Manche.

18° Le premier salon est remarquable par son plafond neuf, calqué sur ceux qu'on faisait au seizième siècle. Sur la cheminée est un tableau en tapisserie, représentant Charles-Quint conduit à Saint-Denis par François Ier. La tenture est des Gobelins; elle date du règne de Louis xv et représente divers sujets pastoraux.

19° Le deuxième salon est, avec celui qui le suit, ce qu'il y a de plus intéressant en ce genre à voir dans le palais. La cheminée, du seizième siècle, est tout ce qu'il y a de plus curieux; le tableau du médaillon, représentant Mars et Vénus, est l'œuvre de Primatice, ainsi que tous les accessoires de peintures; le bas-relief apporté d'Italie est en stuc. A côté de là, et pour concorder, il y a un plafond du même temps que la décoration des côtés, où l'on vient de poser dans de vastes cadres, des tapisseries modernes des Gobelins, rappelant divers traits de l'histoire des rois de France : l'inscription qui se voit dans la partie inférieure les fera connaître.

20° Troisième Salon, dit de Louis xiii, ainsi nommé, parce que c'était la chambre à coucher de Marie de Médicis, qui l'y a mis au monde, le

27 septembre 1601 ; de cette époque, cette
pièce a cessé d'être une chambre à coucher,
parce que Henri IV, pour conserver le souve-
nir de cet événement, l'a fait décorer par Paul
Bril et orner de tableaux par Ambroise Dubois,
peintre de l'école française, qui a tiré ses sujets de l'histoire merveilleuse de Théagène et
Chariclée. Au fond de cette pièce est un tableau de forme ovale, représentant Louis XIII
enfant, à cheval sur un dauphin : des amours
versent sur lui des fleurs, et d'autres tiennent
en mains les attributs de la royauté. Ce tableau
a été peint par Ambroise Dubois lui-même.

21° Quatrième salon, remarquable par la
décoration de son plafond qui est toute récente
et par la statue équestre de Henri IV qui orne
la cheminée : elle est en marbre blanc et a été
sculptée par le fameux Jacquet.

22° Cinquième salon, décoré comme le précédent. Les tableaux supportés par le lambris
sont d'Ambroise Dubois. La pendule, d'un riche
et élégant travail, y a été apportée du palais
de Versailles.

23° Salle des Gardes. Le plafond à solives ap-
parentes et la frise sont du temps de Louis XIII ;
ils ont été restaurés en 1835. Toute la décora-

tion du lambris et la tenture qui est au-dessus, sont l'ouvrage de M. Mœnch, fils, peintre décorateur de Napoléon. Cet important travail a été terminé en 1837. Tous les emblêmes qui couvrent les panneaux se rapportent aux souverains français dont les noms sont inscrits dans les fastes de Fontainebleau. La cheminée en marbre blanc est du temps de Henri ii; les deux statues représentant la Force et la Paix, ainsi que le grand encadrement au milieu duquel a été placé le buste de Henri iv, sont, dit-on, l'ouvrage du sculpteur Francaville.

24° Petit salon de forme ovale, orné et décoré dans le même style que la salle des Gardes à laquelle il fait suite; c'est encore l'œuvre de M. Mœnch.

25° Escalier du Roi. C'était du temps de François Ier la chambre à coucher de la duchesse d'Etampes, maîtresse de ce prince. Les peintures à fresque, représentant toutes quelques traits principaux de la vie érotique d'Alexandre-le-Grand, sortent du pinceau de Primatice et viennent d'être restaurées par M. Abel de Pujol. La coupole a été ajoutée en 1837; c'est un morceau d'un travail admirablement fini, dont M. Mœnch est encore l'auteur. Dans le pourtour, il a peint lui-même les portraits des souverains français qui se sont plus particulièrement occupés du palais de Fontainebleau.

26° Salle de Spectacle. C'est l'œuvre des architectes de Louis xv ; elle a été réparée sous l'empire, mais aujourd'hui que ces sortes de constructions sont faites dans des proportions mieux calculées et que les intérieurs surtout sont d'une commodité qu'ils n'avaient pas autrefois, il est à désirer que bientôt on la mette en harmonie avec les belles et riches choses qui sont si nombreuses dans le palais de Fontainebleau.

27° Appartement de Maintenon. C'est une de ces habitations de femme comme on savait si bien les faire sous le règne du bon plaisir. Un salon richement décoré, où, assure-t-on, a été signée la révocation de l'édit de Nantes ; deux autres petits salons qui sont contigus au premier, puis une chambre à coucher magnifique et un joli cabinet, voilà ce qui compose cet appartement qui est un véritable boudoir de petite maîtresse, et qui vient d'être entièrement remis à neuf.

28° Salle de Bal, construite sous François 1er et décorée sous son successeur Henri ii. Cette pièce est une des plus belles choses qui existent en Europe, elle vient d'être restaurée dans son entier par M. Alaux, peintre d'histoire; huit grands tableaux à fresque, peints par Primatice et Nicolo del Abbate, représentant diverses fictions poétiques, ornent les murs de côté, depuis le lambris jusqu'au plafond, et cinquante autres du même maître remplissent les voussures des arcades. A droite de la cheminée, François 1er est peint sous la figure d'un Hercule tenant un sanglier, et à gauche, sous celle d'un jeune homme plein de feu et de souplesse se battant à coups d'épée contre un loup-cervier. Au-dessous de ces deux tableaux, les portraits de Diane de Poitiers avec deux costumes et emblêmes différens, attestent l'empire de cette femme sur l'esprit de Henri ii, qui a eu soin de faire rappeler, par des croissans dans les panneaux du lambris et du plafond, que cette magnifique salle de bal a été décorée en l'honneur de la fille de Saint-Vallier, à laquelle François 1er avait accordé la grace de son père, condamné à mort pour avoir favorisé la fuite du connétable de Bourbon.

29° Bibliothèque. C'était autrefois la chapelle Haute ou chapelle du Roi; sa construction est du temps de François 1ᵉʳ et sa décoration de l'époque de Henri ɪɪ et Henri ɪv. Sous l'empire, Napoléon, qui aimait Fontainebleau, voulant y réunir tout ce qui pouvait y être nécessaire pour un long séjour, y fit apporter les livres provenant de la bibliothèque du Conseil-d'État et du Tribunat. La chapelle Haute fut choisie par lui pour leur classement; des dispositions furent faites pour y placer au moins trente mille volumes, nombre qui s'augmente chaque année, davantage, par les acquisitions que fait la liste civile.

30° Chapelle Basse ou de Saint-Saturnin. Elle est le point fondamental du château de Fontainebleau. Tombée en ruine et presque anéantie quand François 1ᵉʳ eut l'idée de faire sa principale résidence au milieu de la très vaste forêt qui l'environne, cette chapelle fut le premier objet de sa sollicitude: il la fit reconstruire entièrement, mais elle ne fut décorée, comme nous la voyons, que sous Henri ɪv et Louis xɪɪɪ. On vient d'y faire une adjonction importante, c'est celle de vitraux de couleurs aux trois grandes croisées. Ils ont été fabriqués à Sèvres, sur les dessins d'une femme dont la réputation comme artiste vivra plus long-temps que

le titre de princesse qu'elle portait : je veux
parler de la duchesse de Wurtemberg, Marie
d'Orléans, enlevée à la fleur de son âge, aux
arts qu'elle cultivait avec prédilection.

31° Salle d'Attente. A la place de logemens
mal distribués, de bureaux et de magasins, on
a fait, en 1835, cette pièce, plus remarquable
par le caractère de sévérité que lui donnent
ses volumineuses colonnes, que par sa décoration, qui est très simple, quoiqu'elle ait
beaucoup de ressemblance avec tout ce qui se
faisait en ce genre au seizième siècle. Cette
vaste salle qui est au-dessous de la galerie de
Henri II, est moins large que celle-ci, par la
raison fort simple qu'il eût fallu des poutres
d'une énorme dimension pour supporter la
masse des bâtimens qui composent l'étage
supérieur. C'est là que le mariage du duc
d'Orléans, sous le rit protestant, a été célé-
bré le 30 mai 1837. Tout est nouveau, tout
est de notre époque, depuis les sièges jusqu'aux
candélabres et lustres qui ornent le plafond.

32° Porte Dorée. C'est un passage qui conduit de la cour Ovale à l'avenue de Maintenon,
et de là au Mail de Henri IV, rendez-vous
de promenades les plus à proximité et les

plus agréables de Fontainebleau [1]. La décoration de ce passage est due à Primatice,
qui, en venant en France, y avait apporté toutes
les idées d'Italie. Les tableaux du plafond et
des côtés sont des allégories ou sujets tirés de la
Fable, comme c'était la mode dans le temps où
ils ont été faits. Inutile, je pense, d'en donner
la description, parce qu'il y a en projet une amélioration essentielle, qui consiste à indiquer
dans un coin du tableau le sujet qu'il représente : ce sera plus commode pour les curieux,
n'en déplaise toutefois au petit nombre de ceux
qui aiment mieux chercher et se mettre l'esprit à la torture pour arriver à un résultat, qui
bien souvent n'est ni exact ni vrai.

[1] Mais ces jolis rendez-vous de promenade, naguère
encore si fréquentés et si animés par le public, sont
devenus silencieux et presque déserts, car les passages
par lesquels on s'y rendait facilement et sans trop de
détours, ont été, depuis 1830, interdits aux paisibles
promeneurs, ainsi qu'aux nombreuses personnes ap-
pelées journellement par leurs affaires vers le sud et
l'est de la ville. On espère cependant que cette étrange
mesure, prise sans doute à l'insu du roi, sera bientôt
levée, et que la cour du Cheval-Blanc ainsi que celle
de la Fontaine seront rendues à la circulation, du
moins pendant l'inoccupation du Château.

EXTERIEUR.

JARDINS DU PALAIS.

1° Jardin de l'Orangerie ou de Diane, où l'on voit encore une magnifique fontaine en marbre blanc que Napoléon fit élever sur les ruines d'une autre qui était en gresserie. L'étendue de ce jardin est de trois arpens environ, en y comprenant l'emplacement du bâtiment dit de la Chancellerie, démoli en 1834 pour l'embellir et l'agrandir.

2° Jardin Anglais. Ce fut jadis une forêt de broussailles, que Napoléon fit transformer comme nous le voyons aujourd'hui. Là était la célèbre fontaine *Bleau* ou *Belle-Eau*, à qui le château et la ville doivent leur nom, et dont malheureusement la source a été en grande partie perdue lors des travaux hydrauliques qui y furent exécutés sous l'empire. Les deux bâtimens que l'on remarque dans ce jardin, sont le Carrousel, construit sous Louis xiv et Louis xv pour les chevaux du Roi, et le Manége élevé

en 1810 pour l'usage de l'École Militaire, alors
établie dans les bâtimens de l'aile gauche de la
cour du Cheval-Blanc; La superficie du jardin
Anglais est de trente-trois arpens, distribués
et ombragés délicieusement.

L'ÉTANG ET SON PAVILLON.

Le jardin Anglais est borné au levant et au
nord par une pièce d'eau de neuf arpens ; un
joli pavillon a été construit à peu près au milieu
en 1540. Dans l'intérieur sont des peintures
à l'huile sur plâtre et sur bois, représentant
des oiseaux de plusieurs espèces. Cette décoration est de l'empire, mais le tout a été restauré
en 1834.

Le contour verdoyant de l'étang, ainsi que les
jolis saules pleureurs qui se réfléchissent dans
ses eaux, offrent à l'œil un tableau plein de
charme et de fraîcheur. Il faut voir aussi les
monstrueuses carpes qui peuplent et sillonnent
ce vaste bassin.

PARTERRE.

C'est un carré régulier, borné d'un côté par les bâtimens du château, et de l'autre par la pièce d'eau appelée le Bréau. Depuis son origine, sous François Ier, ce jardin a subi plusieurs transformations; d'abord sous Henri IV, puis sous Louis XIV, époque à laquelle il a été dessiné par Lenôtre dans la forme que nous lui voyons à présent. La pièce d'eau ronde se nommait le Tibre, à cause d'une figure allégorique en bronze qui était au milieu, avec un groupe représentant Romulus et Rémus allaités par une louve. En 1793, on l'a enlevée pour la convertir en canons.

La pièce d'eau du milieu du parterre est carrée et est alimentée par une vasque, sorte de pot bouillant dont le jet est passablement abondant.

PARC.

C'est Henri IV qui a acquis le vaste terrain

sur lequel le Parc a été établi, et dont la contenance totale est d'environ 169 arpens. C'est lui qui a fait creuser et entourer de murs en gresseries le Canal, l'un des plus beaux de France, qui comprend 1,200 mètres de longueur sur 39 de largeur.

Avec le canal, le Parc renferme une autre pièce d'eau appelée le Miroir, à cause de sa forme : c'est le réservoir des eaux du Château. Elles y sont amenées par des conduits qui prennent naissance à l'entrée de la ville, sous les hameaux des Pleux et des Provenceaux. Sur la gauche de cette pièce d'eau, est la fameuse treille que Louis xv fit planter, et dont la longueur excède 1,400 mètres. Elle produit, dit-on, année commune, de 3 à 4,000 kilogrammes d'excellent chasselas, qui ne le cède en rien pour la délicatesse à celui de Thomery, dont la réputation est presque européenne.

Mais ce qui orne le plus majestueusement le Parc, ce sont les vieilles et hautes avenues qui le coupent dans tous les sens, et parmi lesquelles on admire principalement celle conduisant vers le hameau de Changy. Les ormes qui la composent, plantés il y a deux cents ans, sont d'une élévation prodigieuse. A côté

et sur la gauche de cette gigantesque avenue,
on pénètre sous un labyrinthe, dont les routes
sinueuses et gracieusement boisées offrent de
charmantes solitudes.

A la droite du Parc, s'élèvent en amphi-
théâtre des maisons, au milieu desquelles on
remarque une vieille construction, qui semble
appartenir au xie siècle : c'est l'Église d'Avon,
qui fut, jusqu'au règne de Louis xiii, la pa-
roisse du bourg de Fontainebleau. Là reposent
les cendres de Monaldeschi, cet infortuné Ita-
lien, sacrifié à la vengeance de l'ex-reine de
Suède, dont l'impunité fut un autre crime; puis
celles du célèbre mathématicien Bezout, né à
Nemours, et du naturaliste d'Aubanton, morts
tous deux au hameau des Basses-Loges, où ils
s'étaient retirés pour se reposer de leurs
scientifiques travaux, dont on leur saura gré
pendant de longues années.

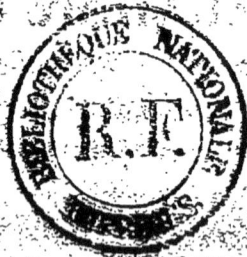

DEUXIÈME PARTIE.

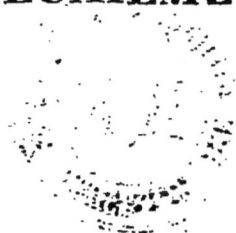

INTRODUCTION.

INTRODUCTION.

La forêt de Fontainebleau , ce charmant rendez-
vous des voyageurs, ce vaste atelier de nos jeunes
et laborieux artistes, a trente-deux mille arpens de
superficie et vingt lieues de circonférence. Son sol,
véritable chaos, offre une telle variété d'accidens ,
que le peintre, plein d'admiration, ne sait plus où arrêter son pinceau : çà et là sont des rochers dont les
masses, tantôt arides ou boisées, tantôt couvertes de
mousses ou de lichens, se divisent et se réunissent tout-
à-coup sous les formes les plus diverses et les plus bi-
zarres ; ici , elles sont amoncelées en pyramides ou
sous la forme d'un dôme; là , elles sont éparses, et

apparaissent, aux yeux des voyageurs, comme des trou-
peaux de monstres paissant au fond d'une vallée; d'un
autre côté, elles offrent de longues et sinueuses
chaînes de montagnes contre lesquelles les flots et
les tempêtes semblent avoir jadis inutilement épuisé
leurs fureurs. A côté d'une plaine stérile, on aperçoit une antique futaie peuplée d'arbres gigantesques, parmi lesquels on voit des chênes au front
chauve, et dont l'âge se perd dans la nuit des temps;
près d'une montagne de sable, dont l'éclatante blan-
cheur fait penser aux frimas et aux neiges du Mont-
Blanc, on voit un massif de pins verdâtres, ou bien
une plantation dont la variété des arbres et la distri-
bution des allées offrent de délicieuses promenades.
D'une riante vallée richement boisée, le voyageur
passe tout-à-coup dans un affreux désert de sable mou-
vant, ou sur une colline tapissée d'humble bruyère.
A peine a-t-il quitté un sommet escarpé d'où il vient
de contempler d'immenses plaines, des villes, des
châteaux, des hameaux et de vertes prairies serpentées
par la Seine et d'autres rivières, qu'il se voit sous la
voûte sombre d'une futaie, ou bien comme précipité
au fond d'une gorge hérissée d'âpres et menaçans ro-

chers, du sein desquels s'échappent des arbres à moitié renversés et des troncs vermoulus. Sortant de fouler une pelouse parsemée de quelques fleurs sauvages et embaumée par le serpolet, il pénètre au milieu des houx et des genevriers, ou bien encore sous les frais feuillages des hêtres et des charmilles; puis à chaque pas, des gradations de perspectives, des mouvemens de terrain toujours capricieux, et toujours de nouveaux rochers, des carrières, des précipices où des amas de grès semblent avoir été superposés par un bouleversement diluvien.

Tel est, en général, l'aspect qu'offre cette admirable forêt, dont quelques-uns des cantons conservent encore ce caractère de sauvagerie des premiers âges[1], que tout le monde aime; et dont l'observateur peut seul

---

[1] Mais, disons-le, cet aspect sauvage de la forêt disparaît chaque année davantage sous la verdure des pins, des mélèzes, et même sous celle des cèdres qui couvrent déjà la plus grande partie de nos rochers et de nos déserts. Cette grande amélioration est due à l'administration de l'ancien conservateur des forêts de la liste civile, et surtout à celle de son successeur, M. Marrier de Bois-d'Hyver, qui surveille d'une manière toute particulière l'entretien des routes, en même temps qu'il a fait pratiquer des sentiers, des allées, des issues faciles et commodes pour arriver aux principaux points de vue, et de là se porter ailleurs.

apprécier les beautés ; aussi est-elle explorée par une foule d'herboristes et de naturalistes. Mais je suis près d'oublier que le tableau d'une nature aussi grandiose doit être l'œuvre du peintre ou du poète, dont elle enflamme le génie, et que ma mission doit se borner à diriger le voyageur qui vient en admirer les beautés. Attiré moi-même par la douce paix et le bonheur qui résident au fond de ces bois et de ces déserts, je les ai long-temps parcourus, et, aidé par les observations des artistes qui les fréquentent journellement, j'ai acquis une connaissance de la localité qui m'a mis à même d'en signaler toutes les parties les plus pittoresques, et d'offrir au voyageur les moyens de les visiter avec autant de facilité que d'agrément.

Comme il est des personnes qui aiment les longues promenades, d'autres, celles qui ont moins de durée, et que les voyageurs n'ont pas tous le même laps de temps à consacrer à notre forêt, j'en ai classé et divisé les sites par tournées, dont les combinaisons différentes correspondent à tous les désirs.

Si en dressant la carte qui accompagne cet itinéraire, je me suis dispensé d'y faire figurer les innombrables routes qui sillonnent nos bois et nos rochers, et qui ne peuvent être utilement tracées que sur une carte d'une très grande échelle, c'est que j'ai voulu éviter cette confusion qui existe à peu près sur toutes celles publiées dans un format peu étendu. D'ailleurs, les personnes qui viennent journellement parcourir la forêt de Fontainebleau, ayant principalement pour but d'en connaître les sites les plus remarquables, j'ai dû tout simplement m'attacher à faire figurer leurs positions avec le tracé des chemins qui y conduisent le plus agréablement.

PRODUCTIONS DE LA FORÊT.

Les bois, exploités de toutes façons rapportent annuellement à la liste civile de 5 à 600,000 francs; mais cette somme se trouve en partie absorbée par les dépenses d'entretien de la forêt et du palais. C'est aussi du sein de cette vaste forêt qu'est tiré le grès servant au pavage des rues de la capitale et des routes environnantes. De nombreux et pauvres carriers usent leur vie, en peu d'années, à l'extraire et à le fendre; des centaines de voitures sont journellement employées à charrier cette lourde matière vers les rives de la Seine; chaque année, il en est transporté une quantité dont le poids excède deux cent millions de kilogrammes.

PLANTES ET FLEURS [1].

Parmi les variétés infinies de plantes et de fleurs qui attirent l'herboriste dans notre forêt, on remarque les suivantes :

PLANTES ET FLEURS.	FAMILLES.
Agripaume.	Labiées.
Alysse des montagnes.	Crucifères.
Aspérule odorante.	Rubiacées.
Basilique sauvage.	Labiées.
Belladone baccifère.	Solanées.
Boucage à feuilles de pimprenelle.	Ombellifères.
Bugle-Ivette.	Labiées.
Buglose officinale.	Borraginées.
Chardon Roland.	Ombellifères.
Charmeadrys.	Labiées.
Chirone centaurée.	Gentianées.

[1] La nomenclature de ces plantes et fleurs a été communiquée à l'auteur par M. Bernard, herboriste de notre ville.

PLANTES ET FLEURS.	FAMILLES.
Cigue, *Cicuta*.	Ombellifères.
Ciste à ombelles.	Cistoïdes.
Élatine verticillée.	Cariophillées.
Eupatoire ou aigremoine.	Corymbifères.
Euphorbe.	Titymaloïdes.
Euphraise officinale.	Thinanthoïdes.
Gentiane d'hiver.	Gentianées.
Grand tordyle.	Ombellifères.
Hellébore blanc.	Renonculacées.
Hellébore noir.	Idem.
Jusquiame.	Solanées.
Laser à feuilles larges.	Ombellifères.
Lin des montagnes.	Caryophyllées.
Millepertuis.	Hipéricoïdes.
Molène officinale.	Solanées.
Muguet de mai ou Lis des bois.	Asparagoïdes.
Orchis blanc.	Orchidées.
Orchis pyramidal.	Idem.
Origan sauvage.	Labiées.
Ornithogale jaune.	Liliacées.
Ornithogale des Pyrénées.	Idem.
Ophrise ou Pantine.	Orchidées.

PLANTES ET FLEURS.	*FAMILLES.*
Œillet d'amour.	Caryophillées.
Œillet mignonnette.	Idem.
Orpin.	Succulentes.
Orvale ou Sauge des bois.	Labiées.
Passerage des rochers.	Crucifères.
Petite marguerite rose et blanche.	Corymbifères.
Phalangère.	Liliacées.
Polypode.	Fougères.
Potentille ou quinte-feuille.	Rosacées.
Renoncule des bois.	Renonculacées.
Renoncule, Chélidoine.	Idem.
Rosier églantier.	Rosacées.
Rosier à feuilles de pimprenelle.	Idem.
Sabline rouge.	Caryophillées.
Sabline des rochers.	Idem.
Seneçon visqueux.	Corymbifères.
Seneçon vulgaire.	Idem.
Sanicle.	Ombellifères.
Scabieuse.	Dipsacées.
Séseli des montagnes.	Ombellifères.
Spirée filipendule.	Rosacées.
Stramoine.	Solanées.

PLANTES ET FLEURS.	FAMILLES.
Tanaisie.	Corymbifères.
Thésion.	Eléagnoïdes.
Thim-Serpolet.	Labiées.
Tillée aquatique.	Succulentes.
Tormentille.	Rosacées.
Tussillage ou Pas-d'Ane.	Corymbifères.
Véronique officinale.	Rhynanthoïdes.

Ajoutons à cette nomenclature les lierres, les ge-
nêts, les bruyères, les chèvrefeuilles, puis les mousses
et les lichens.

OISEAUX.

Si la forêt de Fontainebleau est la plus pittoresque
et la plus agréable à parcourir, elle est aussi, par l'é-
lévation et la nature de son sol, la moins humide et
la plus saine qui soit en Europe; et peut-être au
monde; mais il est à regretter que les causes de cette
salubrité la privent à peu près partout d'une eau fraî-
che et limpide. Ses limites vers la Seine et les jardins du
palais qu'elle entoure sont les seuls endroits où l'on

voit jaillir et couler cet élément si précieux pour le voyageur. Partout ailleurs, l'eau qu'on y trouve n'est autre que celle déposée par les pluies dans quelques bassins que la nature a creusés sur la plate-forme de certains rochers et dans quelques bas-fonds.

Cependant, malgré la rareté de ses eaux, cette forêt possède une assez grande variété d'oiseaux, parmi lesquels se trouvent les espèces suivantes :

La grive.	Le bouvreuil.
Le rossignol.	La linotte.
Le pinson.	La tourterelle.
L'alouette.	Le geai.
Le rouge-gorge.	Le pivert.
Le verdier.	Le corbeau.
Le gros-bec.	La pie.
Le loriot.	La corneille.
La mésange.	Le coucou.
La fauvette.	La perdrix.
Le chardonneret.	Le coq de bruyère.

Et enfin le hibou et le chat-huant, dont les cris funèbres, dans le silence des nuits, contrastent singulièrement avec le chant mélodieux du rossignol qui annonce le point du jour.

Ces différentes espèces d'oiseaux, déjà peu nombreuses dans nos bois, sont cruellement décimées, soit par le fusil du chasseur, soit par la voracité de l'épervier, de la buse ou du héron, et quelquefois par l'aigle voyageur. Souvent nous voyons ces redoutables oiseaux, planant du haut des airs, décrire de grands cercles en cherchant à découvrir leur proie, et dès qu'ils l'ont aperçue, s'arrêter un instant immobiles et suspendus, puis tout-à-coup fondre, comme un trait, sur l'innocente perdrix ou sur quelque reptile, bientôt déchiré et englouti.

GIBIER.

Avant 1850, notre forêt renfermait plusieurs milliers de têtes de haut gibier ; on y rencontrait les cerfs, les biches, les chevreuils et les sangliers par hordes ; les lapins y étaient si nombreux qu'il se passait peu de chasses sans qu'on n'en remplit des fourgons. Cette forêt était, par la présence de tant de gibier, très agréablement animée ; mais sa végétation, ainsi que les récoltes des champs qui l'avoisinent, en étaient considérablement endommagées. Aussi, à l'avénement de Philippe au trône, l'entière destruction des diverses espèces fut-elle ordonnée sans pitié. Cependant tout n'a pas péri, car nous commençons à voir reparaître quelques cerfs et des chevreuils ; on affirme que le nombre dépasse déjà la centaine. Encore quelques années, et il sera triplé.

LA FORÊT

EN CINQ PROMENADES CHOISIES.

Nota. — Ces cinq promenades, dont le tracé est figuré sur la carte ci-jointe, et les chemins exactement indiqués dans cette brochure, sont d'environ six heures chacune ; mais cette durée peut facilement se diminuer ou s'augmenter selon le désir des personnes qui parcourent la forêt.

NOTES EXPLICATIVES.

Différentes acceptions de mots usités à l'égard de la Forêt pouvant, faute d'être parfaitement comprises, occasioner quelques méprises dans la marche du voyageur, j'ai cru devoir en donner ici la signification, savoir :

Carrefour, Croisière, Étoile, Rotonde : sont des points de la Forêt sur lesquels aboutissent ou se croisent plusieurs chemins.

Plateaux : Plaines élevées, boisées ou non.

Routes, Chemins : Voies de communications quelconques, même les chemins inabordables aux voitures.

Route Ronde : Grand chemin qui parcourt la forêt de Fontainebleau autour de la vallée au milieu de laquelle est située cette ville, et dont la circonférence a dix lieues. Cette route sera souvent traversée, et quelquefois suivie dans le cours des promenades tracées ci-après; on la reconnaîtra facilement par sa grande largeur, et par les nombreux écriteaux qui l'indiquent.

Directement : Trajet suivi en ligne droite.

Sans dévier : Suivre une voie directe ou sinueuse, en négligeant tout embranchement de chemin à droite et à gauche.

NOTA. — En lisant la phrase qui suit : *Partant de tel point on se dirigera par la première route à droite ;* il faut entendre que c'est la première route à la droite du voyageur, au moment où il a abordé ce point; et de même lorsqu'il s'agit de prendre à gauche.

2

PREMIÈRE PROMENADE.

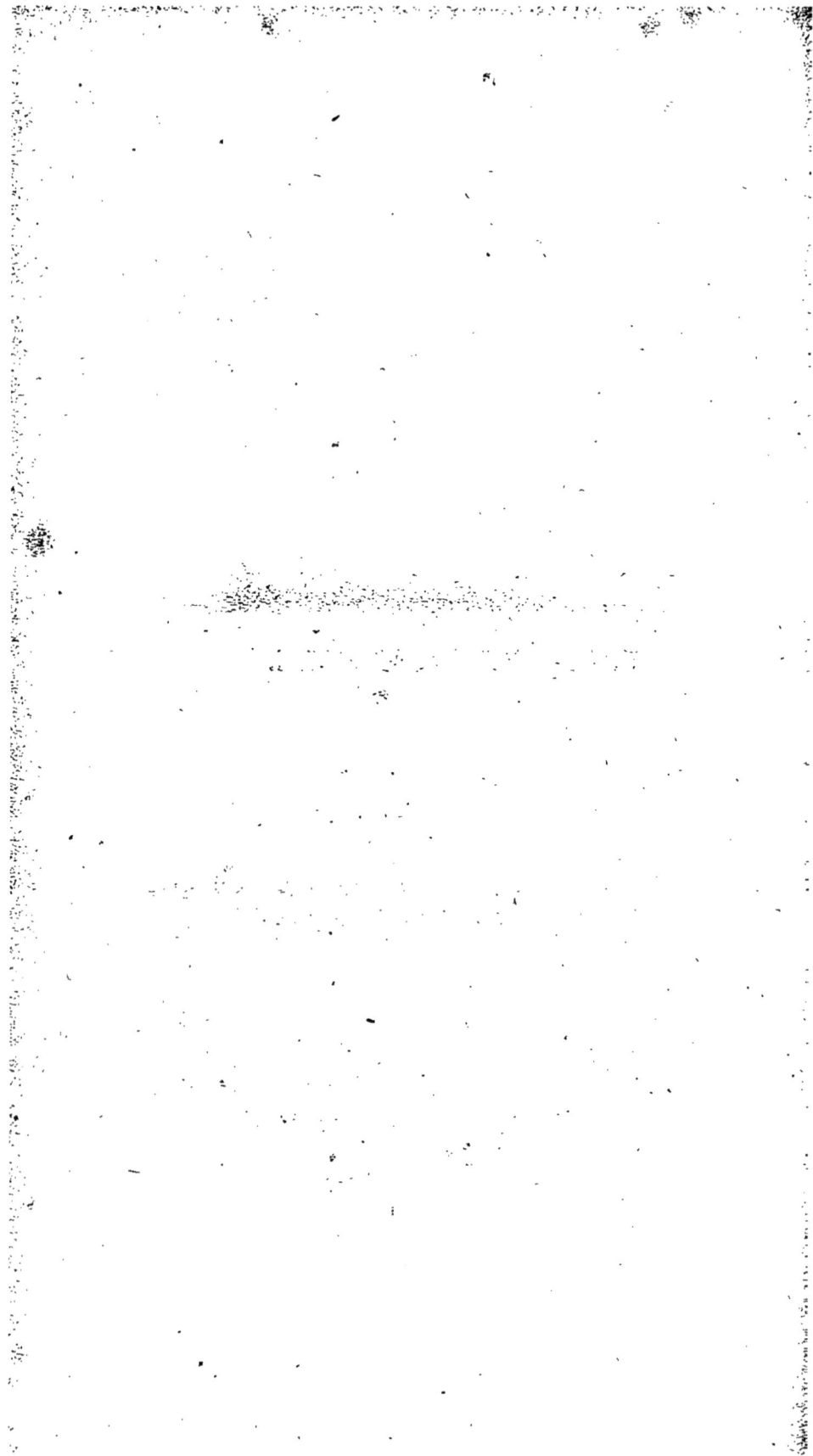

PREMIÈRE PROMENADE.

———◦◦◦◦———

Sortie par la rue des Bois.

———

POINTS LES PLUS REMARQUABLES :

Vallée du Nid-de-l'Aigle. — Haute futaie du Gros-
Fouteau. — Rocher des Deux-Sœurs et vue sur la
vallée de La Solle. — Sommet des gorges d'Apremont. — Montoir du Fourneau–David. — Ancien
ermitage de Franchard et Roche-qui-Pleure.—Antre
des Druïdes. — Belvéder de la Gorge-aux-Merisiers.
— Gorge du Houx. — Mont-Aigu.

En sortant de la rue des Bois, on suivra le chemin le plus large, celui qui est bordé de peupliers
jusqu'au joli carrefour des Huit-Routes. De

ce point on se dirigera par la troisième route,
à droite, vers le mont Ussy, au pied duquel on
prendra à gauche, entre la lisière d'un bois
taillis et les rochers. Ici, la promenade devient
plus tranchée et plus agreste ; en marchant à
l'ombre des chênes, on rase les flancs d'une
montagne hérissée de grès, et nuancée par des
pins, des bouleaux et des genevriers. Après
avoir côtoyé le mont Ussy l'espace d'un petit
quart de lieue, on arrivera sur le travers d'un
chemin qu'il faudra suivre à gauche, et prendre immédiatement à droite la route qui pénètre dans la vallée du Nid-de-l'Aigle, au milieu
de laquelle on se trouve bientôt[1]. Cette vallée,
ayant à peine quelques cents pas de profondeur
sur autant de largeur, est ombragée à gauche
par des massifs d'arbres, dont les uns, en pyramides, et les autres formant de magnifiques
gerbes, offrent de belles études au paysagiste.
Au fond, et sur la droite, on voit des monts et
des rochers diversement boisés, et couronnés
par de superbes arbres, parmi lesquels on distingue le Charlemagne, chêne qui n'a pas

---

[1] Cette vallée est ainsi nommée, parce qu'autrefois
on a vu des aigles s'y arrêter et y faire leurs nids.

moins de vingt pieds de circonférence, et dont l'âge se perd dans la nuit des siècles. Pour voir ce doyen de la forêt, il faudra mettre pied à terre à l'entrée de la vallée, et prendre par le premier chemin qui s'offre à droite, à côté d'un assez beau bouleau, et après l'avoir gravi l'espace de deux cents pas on se trouvera au pied de ce colosse, dont la masse étreint et couvre un rocher. Après l'avoir contemplé, et donné un coup d'œil sur les divers côtés de la colline, dont il est le principal ornement, on rejoindra la voiture pour se diriger vers la haute futaie dite du Gros-Fouteau; à cet effet, il faudra sortir de la vallée du Nid-de-l'Aigle, en retournant sur ses pas, et prendre par le premier chemin d'équerre à droite, conduisant directement sous cette futaie, l'une des plus vieilles de la forêt. Abordant le haut du plateau, on tournera à droite par un chemin continuant sous de délicieux ombrages, et allant aboutir sur les hauteurs de la vallée de la Solle, en traversant le carrefour du Gros-Fouteau, et ensuite un bois taillis à l'extrémité duquel on arrivera sur un carrefour où l'on voit un hêtre dont le pied est entouré d'un tertre en gazon. Ici on a devant soi des houx, des genevriers et des arbres épars dont les intervalles offrent des échappées de vue lointaines.

De ce point on ira au rocher des Deux-Sœurs[1] en prenant par la deuxième route à gauche, et ensuite par la première à droite ; celle-ci se termine après un trajet de cinquante pas au milieu des genevriers, et se convertit en un sentier qui pénètre entre les masses ombragées du rocher, et rejoint la route de calèche après un circuit de cinq à six minutes.

Ce sentier est une sorte de galerie qui entoure les bords escarpés d'un des sites les plus pittoresques de la forêt ; en le parcourant on jouit d'une vue délicieuse sur la vallée de la Solle, et sur les plaines au-delà de la Seine, d'où apparaissent les tours de Blandy, et, plus rapprochés, les beaux villages de Sivry, Chartrette, le Châtelet, etc., etc.

C'est au pied de ce rocher, et sous les feuillages d'un agreste bosquet, que les citadins

---

[1] Ce rocher, rendu accessible par l'ancien conservateur de la forêt, doit son nom aux deux demoiselles de ce fonctionnaire, lesquelles y venaient souvent en famille.

de Fontainebleau viennent plusieurs fois , chaque année, se réunir, et, par des jeux, des dan-
ses, et surtout par un dîner sous la feuillée, faire
diversion à la monotonie des salons, et oublier
la raideur de l'étiquette.

En sortant du rocher des Deux-Sœurs , et
rentré sur la route de calèche, on continuera
à la suivre à droite, et sans dévier, jusqu'au
carrefour des Ventes-aux-Postes, où l'on arrivera après avoir traversé la pointe d'un grand
bois, et laissé à gauche un embranchement de
chemin. Du milieu de ce carrefour on prendra
par le premier chemin à gauche, conduisant directement à la gorge aux Néfliers; en coupant le
pavé de Paris et en longeant la majestueuse futaie dite la Tillaie, en traversant la route Ronde,
et en pénétrant sous les feuillages d'un magnifique taillis. La gorge aux Néfliers, dépourvue de
rochers et d'accidens de terrain bien tranchés,
n'est remarquable que par les bois qui en couronnent diversement les hauteurs.

Du carrefour de cette gorge, il faudra se diriger à droite par le chemin dont l'écriteau indique : *Route allant au bornage de Fleury*; l'ayant
gravi et suivi jusqu'au deuxième carrefour,
près duquel est un hêtre solitaire; l'équipage

s'arrêtera, et les voyageurs prendront la route
à droite pour aborder, à très peu de distance
de là, le désert d'Apremont, vaste gouffre hé-
rissé de rochers dont l'aridité et le sombre aspect offrent l'image du chaos et de la stéri-
lité.

Étant remonté en voiture, on continuera le
chemin qui borde la lisière du bois, et après un
trajet de quelque cents pas, on dominera la
deuxième gorge d'Apremont, dont le panorama
est tout autre que celui qu'on vient de quitter ;
les monts et les roches y sont moins nus et plus
accidentés ; on y voit de vastes pelouses, de
belles touffes de genevriers, des hêtres et des
chênes séculaires, parmi lesquels on remarque
le Henri iv et le Sully. Mais ce qui accroît l'intérêt qu'offre cette gorge, c'est son étendue
spacieuse, son développement dans tous les
sens, et notamment les beaux points de vue
qu'offrent les sommets qui l'entourent ; aussi
est-elle le principal rendez-vous des paysagistes.

En quittant les hauteurs des gorges d'Apremont, il faudra retourner sur ses pas jusqu'au
second carrefour, où l'on prendra par le
deuxième chemin à droite, qui sera suivi entre

un bois-taillis, à la sortie duquel on traversera sans dévier une clairière pour pénétrer de nouveau entre de délicieux ombrages , et descendre dans la partie sud de la gorge aux Néfliers, que l'on coupera en montant le chemin du Puits-au-Géant, et parmi les genevriers , les hêtres et les charmilles mélangés de bouleaux. Ayant gravi et suivi directement , dans l'espace de quelques minutes on arrivera sur un carrefour de quatre chemins à l'entrée d'un bois de hêtres superbes. De ce point, on se dirigera par la route à droite, qui sera poursuivie jusqu'à la première à gauche allant directement sur la route Ronde, où l'on arrivera après avoir marché toujours sous de jolis ombrages et traversé le large chemin de Fleury.

Étant sur la route Ronde, entre un taillis et la futaie du Chêne-Brûlé, on la suivra à droite jusqu'au premier chemin qui pénètre en serpentant sous cette futaie, à l'extrémité de laquelle on arrive à Franchard, habitation élevée sur les ruines d'un ancien monastère et servant de logement au garde forestier du canton. Celui qui l'habite actuellement, M. Delamotte, y a élevé dix enfans. On trouve chez lui du miel excellent, récolté dans la forêt, du laitage;

des œufs frais, et au besoin le vin tiré des environs.

L'ancien Ermitage de Franchard est à la fois un des principaux rendez-vous de chasse et le point intermédiaire de l'une des promenades les plus agrestes et les plus fréquentées de la forêt. C'est près de là, sur la pelouse et à l'ombre de la futaie du Chêne-Brûlé, que chaque année, aux fêtes de la Pentecôte, les habitans de Fontainebleau et ceux des environs viennent en foule se récréer, boire, danser, et quelquefois s'égarer ; on y voit arriver, de tous les points de la forêt, des villageois à pied, en charrette ou enfourchés sur des ânes ; de modestes citadins entassés dans des pataches ou montés sur des *rossinantes*; puis la bourgeoisie en brillans équipages ou portée par de superbes coursiers : en un mot, ce rendez-vous est un diminutif de la fête de Saint-Cloud ou une imitation de celle des Loges dans la forêt de Saint-Germain.

En quittant Franchard, il faudra se diriger à pied par le sentier des Abeilles, à gauche du puits ; et après l'avoir suivi quelques instans sous les marronniers et parmi d'antiques genevriers, en laissant la mare à gauche, on descendra un escalier débouchant presqu'en face de la

Roche-qui-Pleure, où l'on joindra l'équipage
qui aura dû, en partant de l'ermitage; prendre par la route de calèche à droite du puits, et
la suivre toujours à gauche.

La Roche-qui-Pleure, ainsi nommée à cause
d'un filet d'eau qui s'échappe goutte à goutte de
sa partie inférieure, est une masse de grès
située sur la droite et tout près du chemin, entre plusieurs blocs non moins volumineux et paraissant n'avoir jadis formés qu'un seul et même
rocher, dont le tout se sera rompu et divisé,
par suite de la dégradation occasionée par les
eaux, du terrain qui lui servait de point d'appui.

Du haut de la Roche-qui-Pleure, la vue se
projette sur d'arides rochers et au loin sur la
petite plaine de Saint-Martin. En face de cette
roche et de l'autre côté du chemin, on en voit
une dont la profonde cavité et les quelques arbres qui en ombragent les abords offrent un aspect singulièrement pittoresque.

Sortant de la Roche-qui-Pleure, on se dirigera
vers l'antre des Druides, en suivant la route de
calèche qui descend dans la gorge et en prenant le premier chemin à droite, qu'il faudra suivre quelques centaines de pas; puis mettre pied
à terre à l'entrée d'un sentier à gauche, par

lequel on gravira l'antre des Druides, sorte
de galerie couverte par une roche entièrement
suspendue et pouvant abriter à la fois plus de
quarante personnes. Son sommet, vu du fond
de la gorge, ressemble à un lion dévorant sa
proie; l'intérieur de l'antre est meublé de ta-
bles et de bancs en pierre brute, servant quelquefois aux personnes qui vont faire des parties
de plaisir en forêt, et surtout des repas cham-
pêtres.

En sortant de cette espèce de galerie, on se dirigera à gauche, vers un escalier qui correspond
à un sentier serpentant sur la crète du rocher et
conduisant à l'entrée des Hautes-Plaines où
l'on rejoindra le cocher qui, après avoir descendu ses voyageurs au bas de l'antre des
Druides, aura dû aller reprendre, en retournant sur ses pas, le chemin de calèche, et le
continuer à droite jusqu'au premier carrefour
au-dessus de la gorge. De ce point se diriger par la
route à droite, ensuite par la première à gauche,
pour aborder les Hautes-Plaines à dix pas au-delà d'un chemin qui traverse la route parcourue.

Remonté en voiture, on se dirigera vers le
belvéder de la Gorge-aux-Merisiers, en suivant
directement jusqu'à un carrefour de sept rou-

tes, où l'on prendra la troisième à gauche,
aboutissant sur un autre carrefour de neuf routes. De ce point, il faudra se diriger par la quatrième à droite, allant directement, en traversant la route Ronde, au Cèdre du belvéder de
la Gorge-aux-Merisiers; du carrefour où s'élève
cet arbre, on prendra par la quatrième route
à gauche, aboutissant, à quelques pas de là, sur
un second carrefour qui sera traversé pour côtoyer le haut bord du plateau jusqu'au belvéder,
plate-forme dominant la plaine du Puits-du-
Cormier, et d'où l'on jouit d'une vue assez
étendue et assez agreste. Sur la droite apparaissent les arides rochers de la Salamandre,
ainsi nommés à cause de la forme singulière
de plusieurs blocs dont la ressemblance a rapport à celle d'une Salamandre; sur la gauche,
c'est le rocher Long-Boyau, avec sa sinueuse
et longue chaîne formant une infinité de petites
collines où les masses de grès sont des plus
agrestement groupées. Au loin, et du même
côté, on aperçoit les rochers d'Avon, ombra-
bragés par des massifs de pins maritimes; à
droite, en prolongement de la Salamandre, ce
sont les rochers Morillon et Bouligny, également boisés de pins, ensuite la vallée profonde et

médiocrement boisée qu'on a à ses pieds, c'est la plaine du Puits-du-Cormier, ainsi nommée à cause d'un puits qui jadis y fut creusé près d'un cormier; il est en ruines.

En quittant le belvéder, on tournera à gauche en suivant le long du bois et ayant en vue la gorge aux Merisiers. Arrivé au premier carrefour, il faudra se diriger par la route de calèche, à droite, continuant le haut bord de la gorge, et ensuite descendant légèrement entre de frais feuillages; ayant traversé un chemin qui descend dans cette gorge, et continué quelques instans sans dévier, on arrivera sur un carrefour traversé par l'inévitable route Ronde, qu'il faudra suivre à droite en traversant l'extrémité des Hautes-Plaines, et pénétrant ensuite sur un terrain plus aride et plus accidenté. Après quelques centaines de pas parmi des rochers peu élevés, on se dirigera à droite par le chemin allant au carrefour du Mont-Fessas; l'ayant suivi quelques minutes, on arrivera sur un autre carrefour à l'entrée de la gorge du Houx, dans laquelle on descendra en suivant la route la plus frayée. Cette gorge, d'abord étroite et profonde, s'élargit bientôt et présente l'aspect d'un monde de rochers.

L'ayant descendue l'espace de vingt minutes, on apercevra sur la gauche, à peu de distance du chemin, un énorme bloc appelé le Cœur-du-Diable, et devant lequel s'élève un jeune et blanc bouleau. Immédiatement après avoir dépassé cette roche, on traversera un carrefour en prenant par la troisième route à gauche, laquelle traverse en ligne directe deux autres carrefours et va aboutir au pied du Mont-Aigu. Comme il arrive assez fréquemment aux voyageurs qui font l'ascension de ce rocher de prendre des sentiers incommodes et très fatigans, je vais, pour parer à cet inconvénient, indiquer le chemin à la fois le plus pittoresque et le plus doux à gravir.

Après avoir mis pied à terre au dernier carrefour mentionné, on continuera dans la même direction, c'est-à-dire par la quatrième route à droite, et on se dirigera de la manière suivante : Ayant traversé un chemin, on trouvera, un peu plus loin, deux embranchemens ; il faudra prendre celui de gauche et suivre en tournant le rocher jusqu'au sommet, en négligeant tous les chemins et sentiers à droite.

Le sommet du rocher Mont-Aigu, formé d'énormes masses de grès, dont les unes à moitié

3

renversées et les autres suspendues, est un des points les plus élevés de la forêt, d'où l'on jouit d'une agréable vue sur Fontainebleau et sur les contrées voisines ; l'horizon se projette jusque sur les côteaux de la Bourgogne.

En quittant la crête de ce rocher, on reprendra le sentier par où l'on y est arrivé, et on descendra jusqu'au troisième sentier à gauche, lequel, au pied du mont, se transforme en une allée bordée de pins du Nord, aboutissant au carrefour du Mont-Fessas, rotonde étoilée par dix routes, où l'on rejoindra l'équipage, qui, pour y arriver, aura dû, en se séparant des voyageurs, prendre la première route à gauche de celles qu'ils ont suivies, et la continuer en tournant le Mont-Aigu toujours à droite.

Du carrefour du Mont-Fessas, on se dirigera vers la Faisanderie qu'on a en vue à l'extrémité du bois taillis ; et, arrivé contre la maison du garde, on suivra par le chemin à gauche en côtoyant le mur du parquet et le continuant jusqu'à l'entrée de la rue Royale.

DEUXIÈME PROMENADE.

DEUXIÈME PROMENADE[1].

Sortie par la rue de France.

POINTS LES PLUS REMARQUABLES :

La Butte-aux-Aires. — La Tillaie. — Le Mont-Saint-Père. — Belle-Vue. — La mare aux Évées. — Le Mont de Truis. — Les Gorges du Mont-Saint-Germain. — La Vallée de la Solle. — Le belvéder de la Fontaine-Désirée. — Le Calvaire.

En sortant de la rue de France, et à quelques pas de la grille qui termine cette rue, on pren-

[1] En prenant par le chemin de Fleury ou par la route de Paris on arrive à peu près directement vers le

dra à droite sous les feuillages d'une allée
aboutissant sur l'avenue du Mont-Pierreux,
qu'il faudra suivre à gauche; arrivé au carrefour de ce nom, on le traversera directement
en prenant la route allant à celui de Paris, laquelle serpente jusque sur le haut de la
montagne, et devient ensuite moins sinueuse et
mieux boisée. Après l'avoir continuée quelques
minutes, toujours dans sa partie la plus large
et la plus fréquentée, on longera l'antique futaie du Gros-Fouteau, et l'on traversera directement le carrefour de la Butte-aux-Aires, en
pénétrant sous les délicieux ombrages de la futaie.

Arrivé sur le pavé de Paris, on le traver-

deuxième point de cette promenade, mais la première
de ces deux voies étant impraticable aux voitures suspendues, et l'autre n'offrant qu'une longue et en-
nuyeuse côte dont les pavés sont du matin au soir dar-
dés par le soleil, j'ai cru devoir, ici comme ailleurs
en pareil cas, faire dévier le tracé de mes promenades,
afin de parcourir de préférence les chemins les plus
agréables et les mieux ombragés. Cet agrément sera, parfois, il est vrai, payé d'un pied à terre pour faciliter
l'équipage à gravir les sommets qui sont un peu raides.

sera également, en prenant la route allant
au Bouquet-du-Roi, chêne situé au bord du
chemin et au centre de la Tillaie; c'est le
plus droit et le plus haut de la forêt; son
tronc a six mètres de circonférence.

Du pied de cet arbre (en face de l'écriteau), on
se dirigera sur la droite, à environ cinquante
pas, vers un hêtre non moins remarquable, et
dont le tronc, se divisant en trois grandes et
belles tiges, forme un majestueux bouquet; aussi
le nomme-t-on le Bouquet-de-la-Reine. Après
avoir passé sous cet arbre et continué quelques
pas, on rentrera sur une route de calèche, qu'il
faudra suivre à gauche en passant entre deux
énormes chênes qu'on nomme les Deux-Frères,
et dont la circonférence de chacun est de vingt
pieds. A quelques pas sur la droite, il en est un
autre dont la structure et la caducité offrent
une étude des plus agrestes : c'est le Pharamond.

Après s'être séparé de ces vieux habitans de la
forêt et avoir continué environ un quart-d'heure
le chemin sur lequel on vient d'entrer, on sera
hors de la Tillaie, de cette vaste et délicieuse solitude, et près de rentrer sur la grande route
de Paris, qu'il faudra suivre à gauche jusqu'au

carrefour de la Croix-du-Grand-Veneur, d'où
l'on se dirigera à droite par la troisième route
pénétrant entre un bois taillis; on la suivra
jusqu'au premier chemin à gauche, conduisant directement dans la vallée du rocher Cuvier. Ayant suivi ce chemin jusqu'au commencement de la descente, on prendra à
droite par la route côtoyant le mont Saint-Père,
et arrivant au belvéder de ce nom, plate-forme
d'où l'on a un très beau point de vue; à droite
s'élève et se prolonge la chaîne du rocher Cuvier, ornée de houx, de bouleaux, de genevriers et de quelques grands arbres, parmi lesquels on en voit un, à l'entrée et au pied de ce
rocher, qui est très beau et que la tige parfaitement ronde a fait nommer le Chêne Rond.
A l'extrémité de la vallée apparaît la vieille et
haute futaie du Bas-Bréau, formant sur ce point
une des plus belles limites de la forêt. Au-delà,
sur la droite, se montre le Tartre-Blanc,
monticule de sable, situé près du village de
Saint-Germain, à cinq lieues de Fontainebleau
et sur la gauche, plus rapprochées on voit les
crètes hérissées d'Apremont se prolongeant jusques vers le hameau de Barbison.

Du Belvéder, on continuera à côtoyer le mont

Saint - Père jusques sur un chemin pavé, qui
sera suivi à droite en passant au pied de la Belle-
Croix, aux environs de laquelle on voit d'agrestes chênes qui ont poussé et grandi sur le roc;
il en est un à gauche au bord d'une petite mare,
près du chemin, dont l'extrême vieillesse et
la caducité attirent fréquemment les artistes,
qui le désignent sous le nom de Clovis.

Après avoir visité cet arbre séculaire, on continuera le pavé jusqu'au troisième chemin à gauche, allant au mont de Faye, lequel sera suivi
en traversant un bouquet de futaie et continué
vers la mare du rocher Cuvier, mare assez profonde et attenant à un massif de pins. Un peu
au-delà, on se dirigera à droite par la route
allant à la Table du Grand-Maître. Arrivé au
deuxième carrefour, à l'angle de la futaie du
Beau-Tilleul, on prendra le premier chemin à
gauche, longeant cette futaie jusqu'à un carrefour entouré de hêtres et de charmilles, et au
milieu duquel on voit un tilleul d'une assez
chétive apparence et qui cependant est nommé
le *Beau-Tilleul.*

De ce point, on se dirigera vers Bellevue, en
pénétrant sous la haute futaie par la route allant aux Longues-Vallées, qui est la deuxième à

droite. Arrivé à l'entrée de la descente, sur un carrefour de six routes, on prendra la première à gauche côtoyant la vallée sous de pittoresques ombrages jusqu'à Bellevue, position dominant le rocher Canon, et d'où l'œil embrasse un immense horizon. En se servant d'une lunette, on peut compter plus de soixante communes, dont les plus importantes sont Melun, Corbeil et Montlhéry.

De Bellevue, on se rendra à la mare aux Évées en prenant la première route à gauche, laquelle aboutit sur un carrefour, d'où l'on se dirigera à droite par le deuxième chemin descendant sous d'épais feuillages au carrefour de la pointe du rocher Canon, là on montera par la deuxième route à droite. Ayant franchi ce rocher, on continuera sans dévier vers une jeune futaie en vue à quelques pas en avant, et sous laquelle on pénétrera jusqu'au premier chemin à droite, chemin, bien boisé, et dont la longueur en ligne droite est de trois mille mètres; on le suivra jusqu'à la deuxième route à gauche, également très agréable à parcourir et aboutissant sur un carrefour à l'entrée de la vieille futaie qui entoure la mare aux Évées. On pénétrera sous cette futaie par le troisième chemin à droite, qui sera suivi jusqu'au premier carrefour où l'on mettra pied à terre pour visiter cette mare et ses abords.

La mare aux Évées, dont la superficie est de trente-deux arpens, consiste en une infinité de fossés larges et remplis d'eau, symétriquement divisés, et au centre desquels il existe un bassin d'environ deux cents pieds de diamètre sur dix à douze de profondeur; on arrive sur les bords de ce bassin par quatre grandes chaussées flanquées d'eau et plantées de divers arbres, de même que toutes les digues qui séparent les fossés. Ce qui donne un aspect pittoresque à cette mare, c'est la vieille futaie qui en ombrage le pourtour, et où l'on voit des chênes et des hêtres dont la colossale structure et la caducité sont dignes du pinceau des peintres qui vont les visiter.

En quittant la mare aux Évées, on se dirigera vers la Table du Grand-Maître, en revenant sur ses pas gagner le carrefour à la sortie de la vieille futaie, où l'on prendra la troisième route à gauche (celle qu'on a parcourue en venant à la mare), et qui sera directement suivie entre un bois de charmilles et sous une jeune et belle futaie à l'extrémité de laquelle on arri-

véra sur une clairière à la pointe du rocher Canon. Ayant traversé cette clairière, on continuera sans dévier entre un bois taillis et une
futaie parsemée de roches , à la sortie de
laquelle on tournera à gauche vers un carrefour coupé par la route Ronde, (la deuxième à
droite) qui sera suivie pour monter à la Table
du Grand-Maître par le pavé qu'on aperçoit à
quelques pas.

La Table du Grand-Maître, établie sur un
carrefour d'où l'on jouit d'une assez belle vue,
est un grès de sept pieds sur cinq, taillé et
posé en forme de table sur des piliers également en grès et entouré de bancs de même nature. Sa date porte 1723.

De ce point, on se dirigera par la route allant au
mont Saint-Germain, qui est la deuxième à gauche, côtoyant le mont de Truis sous de jolis
ombrages à travers lesquels on a de très belles
échappées de vues sur les campagnes au-delà de
la Seine. Ayant suivi cette route sans dévier, on
arrive sur un chemin pavé, qu'il faut suivre à
droite et continuer jusqu'à la Belle-Croix, (point
déjà traversé) et de l'autre côté de laquelle on
prendra le premier chemin à gauche descendant dans la vallée de la Solle, en longeant le

rocher Saint-Germain, si connu par ses belles
cristallisations. Ayant côtoyé ce rocher l'espace
de quelques minutes, en suivant le long des
houx et des genevriers qui bordent sa base, on
arrivera sur une pelouse entourée à droite par
un petit bois, et à gauche par de très belles touffes de genevriers, où l'on mettra pied à terre
pour aller visiter la partie la plus intéressante
de ce beau rocher. A cet effet, il faudra se diriger à gauche par un chemin pénétrant parmi
les roches et les genevriers, lesquels, à chaque
pas qu'on fait, deviennent plus volumineux et
plus agrestes. Après quelques minutes de trajet, on se trouvera au centre des gorges et à
l'endroit où le chemin se divise en deux branches; on suivra celle à droite l'espace de cinquante pas pour voir un chêne et une roche
très remarquables par la singulière adhérence
qui les unit. De ce point, on reviendra sur ses
pas monter en voiture et continuer à descendre
entre les genevriers et le bois jusqu'à une
croisière de chemins où l'on prendra par le
deuxième, aboutissant sur l'Étoile de la Solle,
aperçue à la sortie du bois.

De l'Étoile de la Solle, on se dirigera par la
troisième route à gauche conduisant vers le

Mont-Chauvet, en traversant la vallée à l'ombre d'un jeune bois taillis et ayant sous les yeux les pittoresques bouleaux et les genevriers qui sont sur la gauche.

Arrivé sur un carrefour dont les abords sont plus agrestes encore, on prendra la deuxième route à gauche qu'il faudra suivre sans dévier, entre le bois à droite et les genevriers à gauche jusque sur la grande route de Melun, qui sera suivie à droite en gravissant la montagne Saint-Louis.

Parvenu au sommet du pavé, on tournera à gauche par un chemin qui, après un trajet d'environ cent pas en arrière, sur le bord escarpé de la route, pénètre sous les feuillages et va aboutir sur un carrefour où l'on prendra à droite, et bientôt on arrivera sur le point culminant de la route de Fontaine-le-Port, d'où l'on jouit d'une échappée de vue sur l'Obélisque de Toulouse, les tirés de Sermaise, et les plaines de la Brie.

Cette route sera traversée en prenant le chemin à droite conduisant au carrefour de la Butte-à-Gai, d'où l'on se dirigera vers le belvéder de la Fontaine-Désirée en prenant le premier chemin à droite, qui sera suivi jusqu'au

deuxième à gauche, par lequel on passera entre la Sablière et une jeune plantation de
bouleaux, à l'extrémité de laquelle on tournera
à droite pour aller gagner la route passant au
pied du poteau indicateur qui est à quelques
pas de là ; cette route aboutit, après un court
trajet, sur le belvéder, plate-forme sous laquelle est la fontaine, et d'où l'on a une admirable vue sur la forêt et sur la campagne.
Les bois de la Madeleine et des Basses-Loges,
dont les arbres les plus élevés balancent leurs
cîmes à cent pieds au-dessous de ce point de
vue, semblent être un immense et magnifique
tapis vert ; mais ce qui fait agréablement ressor-
tir la teinte unie et légèrement agitée de ces
bois, véritable mer de feuillages, ce sont les
villages et les hameaux qui en forment les
riantes limites, tels que Férici, Hérici, Vu-
laine, Samoreau, Thomery, etc.

De la fontaine Désirée, on se dirigera vers
le Calvaire, en continuant, sans dévier, la
route la plus large, laquelle, après avoir
traversé deux carrefours, devient une allée
bordée de pins silvestres, aboutissant à une
croix plantée sur la pointe du rocher où naguère était une sorte de chapelle. De cette

pointe de rocher, qu'on nomme le Calvaire, et
d'où la vue sur Fontainebleau, est des plus
belles, on retournera sur ses pas jusqu'au
premier chemin à droite, côtoyant les bords
du rocher et allant aboutir sur le travers d'une
route dont la descente sera suivie.

Arrivé au bas du rocher et à l'entrée du
bois, où le chemin se divise en deux branches, on prendra celui de droite, qu'il faudra
suivre jusqu'à la première route de calèche à
droite, conduisant directement vers la chapelle
dite *Notre-Dame-de-Bon-Secours*, d'où l'on rentrera à Fontainebleau par la barrière de Melun.

TROISIÈME PROMENADE.

TROISIÈME PROMENADE[1].

———

Sortie par l'Obélisque.

——

POINTS LES PLUS REMARQUABLES :

Quinconces du Bréau. — Avon. — Point de vue de
Veneux-Nadon. — Thomery. — Chemin de la
fontaine Saint-Aubin. — Bois de la Madeleine. —
L'Arbre-en-l'Air.

Sortant de la barrière, par la rue de l'Obélisque, on se trouve au pied d'une pyramide
s'élevant du milieu d'un vaste carrefour sur

[1] Cette promenade, parcourue sans rencontrer de
rochers, n'en est pas moins très agréable par les beaux
points de vue qu'elle offre sur la Seine, par ses routes
diversement ombragées, et par les villages et hameaux qu'elle traverse, au nombre desquels se trouve
Thomery, si renommé par le fameux chasselas, dit
de Fontainebleau.

lequel aboutissent huit routes, dont quatre de
grandes communications : celles de Paris, d'Orléans, de Moulins et celle de Bourgogne. Il faudra se diriger par cette dernière, la première
à gauche, et la suivre jusqu'à la rotonde de l'a-
venue de Maintenon, carrefour tout aussi vaste
que celui qu'on vient de quitter et également
étoilé par huit routes ; on prendra la première
à gauche du pavé de la grande route, laquelle
pénètre sous une double rangée de pins du
Nord, en traversant les quinconces du Bréau ;
après avoir coupé la spacieuse avenue qui fait
face au jet d'eau du parterre, et, rencontré
une très belle route qui croise en biais celle
que l'on parcourt, il faudra prendre à droite
pour aller gagner le bois taillis qu'on a devant
soi et sous lequel on pénètrera directement par
la voie la plus large.

On arrivera à un carrefour de six routes,
que l'on traversera en prenant la troisième à
droite, qui continue sous les ombrages et qui
aboutit sur un petit carrefour de quatre chemins ;
de là on se dirigera par le deuxième à gauche
arrivant sur une petite porte en vue et près de
laquelle on tournera à droite vers la pointe du
village d'Avon, qui sera traversé directement.

En quittant la dernière maison, on prendra la route à droite allant à la croix de Guise, laquelle sera suivie sans dévier l'espace d'une demi-lieue, en passant entre le bois de la Garenne et le Tivoli d'Avon[1]; cette route sera continuée en longeant le mont Andart jusqu'à un bouquet de futaie, à l'entrée duquel il faudra prendre le troisième chemin à droite, traversant en droite ligne les carrefours de la Petite-Haie, des Fraillons et de la Pointe-d'Yraie, et aboutissant à la sortie du vieux mur de bornage, de l'autre côté duquel on se dirigera par le premier chemin à droite, en passant par une seconde porte. On prendra ensuite la première route à gauche, allant à Veneux-Nadon, hameau qui sera traversé directement et à la sortie duquel on a une jolie vue sur la Seine, dont les eaux encaissées dans une profonde et riante vallée, s'augmentent en cet endroit par celles du Loing et du canal d'Orléans; mais ce qui embellit encore ces rives, ce sont

[1] Le Tivoli d'Avon est la partie de haute futaie située sur la droite du chemin et sous laquelle on voit des buttes servant aux tirs de l'arc. Le jour de la Saint-Pierre, cet endroit est un rendez-vous champêtre pour les habitans d'Avon et de Fontainebleau.

les villages de Thomery, Champagne, Saint-Mamert, et la petite ville de Moret, dont les vieilles murailles et la tour de l'église apparaissent sur la droite.

En quittant Veneux-Nadon, il faudra se diriger à gauche par le chemin vicinal conduisant à By, hameau plus riche et mieux bâti que Veneux. En y entrant, on prendra par la rue à droite, laquelle se continue en descendant vers Thomery, village d'une assez grande étendue, et dont le territoire est coupé par une infinité de murs garnis de belles treilles et d'espaliers; chaque maison, au temps des raisins, offre une délicieuse tapisserie de chasselas dorés.

Tous les ans ce pays expédie, par la Seine, pour la capitale, plus de cent mille paniers de cet excellent raisin, le seul qui ait la propriété de résister à de longs transports, et de se conserver long-temps dans son état de fraîcheur.

Arrivé près de l'église de Thomery, on gagnera les rives du fleuve, en longeant le hameau d'Effondré et en ayant en vue le Mont-Mélian, chaîne de rochers élevés qui se trouve sur la rive droite de la Seine et au pied de laquelle est situé le château du Pressoir.

Ayant descendu la colline jusqu'à la sortie

d'Effondré, on prendra à gauche, et après avoir gravi la côte et continué le pavé l'espace de quelques minutes, on arrivera à la pointe des Forts-Thomery, partie de haute futaie, à l'entrée de laquelle est un carrefour de neuf routes, d'où l'on se dirigera par la première à droite allant au bornage, en traversant des clairières limitées par de superbes rameaux de chênes et par un bois taillis. Arrivé à un carrefour de cinq routes, on prendra la deuxième à gauche, de l'autre côté d'un chêne dont la tige s'étend largement à droite et à gauche. Cette route conduit sur l'ancienne route de Bourgogne, qu'il faudra suivre à droite jusqu'à l'extrémité du mur, d'où l'on se dirigera de nouveau à droite par le chemin de Saint-Aubin, aboutissant, après un trajet de quelques pas, sur un carrefour qui sera traversé en prenant la route du milieu, conduisant sur le chemin de la fontaine Saint-Aubin, lequel sera suivi à gauche en côtoyant le haut bord de la Seine sous les ombrages du bois Gautier; de cet endroit, l'on jouit de délicieuses échappées de vue sur la rive droite de cette rivière.

Ayant suivi sans dévier ce joli chemin, on descendra sur le pavé des Basses-Loges, qu'on suivra à droite jusqu'auprès du pont de Valvins, d'où il faudra se diriger à gauche par la route montant vers l'Ermitage de la Madeleine, habitation dominant la rivière, sur la limite de la forêt , et appartenant aujourd'hui à la liste civile. C'était jadis le séjour de quelques moines opulens et débauchés. On y voit une source dont les eaux sont si abondantes , qu'elles suffisent non - seulement à alimenter les prés et les jardins du château de Fontainebleau, mais encore à faire tourner la roue d'un moulin situé au bas de cet Ermitage.

Arrivé aux deux tiers de la côte, à la hauteur de la Madeleine, que l'on voit sur la droite, on quittera le pavé en prenant le premier chemin à gauche qui côtoie sous la lisière d'une futaie, d'où l'on planera de nouveau sur la Seine, et un peu plus loin sur le pavillon du prince de la Trémouille, jolie habitation champêtre, située sur le haut d'une pelouse enclavée dans la forêt et peu éloignée des Basses-Loges.

Avant d'avoir dépassé ce pavillon, on prendra le premier chemin à droite qui va aboutir sur l'ancienne route de Bourgogne, que l'on traversera en entrant dans un jeune bois taillis.

Parvenu à la sortie des bouleaux, on se dirigera par la route à droite conduisant sur un carrefour où l'on prendra le premier chemin à gauche, petite allée délicieusement boisée, que l'on suivra jusqu'à la porte aux Vaches, en passant près de l'Arbre-en-l'Air, hêtre pour ainsi dire hors de terre et dont le dessous des racines, à jour, forme une caverne où vingt personnes pourraient trouver un abri.

En sortant de la porte aux Vaches, on suivra à droite sous une avenue de platanes qui conduit directement à Fontainebleau, et qui termine notre troisième promenade.

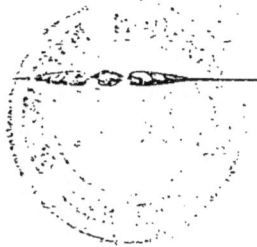

QUATRIÈME PROMENADE.

QUATRIÈME PROMENADE.

Sortie par l'Obélisque.

POINTS LES PLUS REMARQUABLES :

Mail de Henri IV. — Futaie des Ventes-à-la-Reine. — Mare du Rocher-aux-Fées. — Gorge des Etroitures. — Le Haut-Mont. — Rocher Bénard. — Jeunes futaies du Chêne-Feuillu. — Rocher d'Avon.

En partant de l'Obélisque, on se dirigera par le chemin de Montigny, le premier à droite de la route de Bourgogne. L'ayant parcouru sept à huit minutes sans dévier, en traversant un assez beau carrefour, on arrivera au milieu de l'avenue de Maintenon, dont l'extrémité, à

gauche, aboutit au château, et à droite
au Mail de Henri ɪᴠ, montagne dont les flancs
ombragés par des massifs de pins riga, plantés
en quinconces, offrent de sombres et silen-
cieuses solitudes. Il faudra se rendre vers ce
dernier point ; arrivé au pied de la butte, on
descendra de voiture pour en gravir le sommet, et jouir de ses différens points de vue.
Pendant ce temps, l'équipage se dirigera à
droite, en longeant la futaie des pins jusqu'au
premier carrefour, situé à l'angle de cette futaie, et sur lequel il attendra les voyageurs qui,
de leur côté, étant arrivés sur la plate-forme de
cette butte, prendront à droite par le deuxième
chemin, traversant un bouquet de bois, à la
sortie duquel on a une vue assez étendue sur
l'intérieur de la forêt. Après avoir descendu
quelques cents pas en côtoyant la montagne et
en suivant la voie la plus large, on se trouvera
sous les pins et près de l'équipage.

Étant remonté en voiture, on continuera la
jolie allée par laquelle le cocher est entré au
carrefour. Arrivé à un autre carrefour, il faudra prendre le deuxième chemin à gauche, allée moins large, mais tout aussi agréable, qui
va aboutir sur une croisière à l'entrée du ro-

cher Bouligny, d'où l'on se dirigera par la
deuxième route à droite conduisant au pavé
de Bouron, qu'il faudra suivre à gauche, en
rasant la pointe du rocher Bouligny, et plus
loin celle du rocher Fourceau, dont les blocs
arides sont répandus jusque dans la plaine.

Ayant suivi la grande route jusque vers le
milieu de la côte, on verra à gauche deux po-
teaux indicateurs, entre lesquels on se dirigera
par le chemin allant au rocher Boulins, lequel sera directement suivi entre la vallée
aux Cerfs et le bois du mont Saint-Hérem.

Parvenu sur un carrefour de quatre routes,
à peu près au-dessus de la côte qui termine la
vallée, on se dirigera à droite par une route
bien percée et agréablement ombragée, conduisant directement au carrefour des Forts-
Marlotte, et laquelle sera suivie en traversant
la route Ronde et en pénétrant sous la haute
futaie, dite les Ventes-à-la-Reine.

Ayant dépassé la descente de la Gorge-aux-
Loups, on prendra, à gauche, le premier chemin qui traverse en serpentant la partie la
plus remarquable de la futaie, à la sortie de
laquelle on pénétrera directement sous les feuil-

lages d'un bois plus jeune, mais tout aussi
agréable à parcourir.

Arrivé à une croisière de quatre jolies allées,
on entrera dans celle qui se trouve à gauche et qui
va aboutir sur un carrefour, où l'on prendra de
nouveau à gauche une route allant à la gorge
aux Loups, qu'il faudra suivre une centaine de
pas, et tourner à droite par un chemin passant entre le bois et la mare du Rocher-aux-Fées, vers
l'extrémité de laquelle on mettra pied à terre
pour en visiter les agrestes bords, et voir les
points de vue et les admirables perspectives
qui se découvrent à chaque pas que l'on fait au
pourtour du rocher. Il est une vue surtout qu'il
ne faut pas oublier d'aller voir; c'est celle de la
vallée de Marlotte. Pour y parvenir, on traversera la pointe du bois qui borde le chemin sur
lequel on a mis pied à terre, et après un trajet
de quelques pas à travers ce bois, on se trouvera sous un bouquet de pins et sur une roche
escarpée, d'où l'observateur étonné voit à ses
pieds la cime des chênes qui tapissent le fond
de la vallée, et à la sortie de la colline, le joli
hameau de Marlotte; plus loin, des plaines et
esd côteaux cultivés.

Étant remonté en voiture, on continuera à

suivre le chemin par lequel on est arrivé et qui descend aux Étroitures, gorges étroites et profondes, formées par des montagnes dont les arides rochers commencent à disparaître sous la verdure des pins qu'on y a semés en quantité.

Après être descendu en côtoyant le bois jusqu'au fond de la première gorge, on se trouvéra sur le chemin pavé de Marlotte, qu'il faudra suivre à gauche en gravissant la montagne et en le continuant jusqu'à un carrefour situé à la sortie des roches et à l'entrée du grand bois. De ce carrefour, on prendra à gauche la route de calèche allant à la gorge aux Loups, laquelle sera suivie jusqu'au premier chemin à droite, allant aboutir sur un grand carrefour, d'où l'on se dirigera par le premier chemin aussi à droite, longeant le rocher Boulins dont les masses grisâtres sont couronnées par un massif de pins maritimes.

Arrivé à un embranchement de route, on prendra celle à gauche traversant la partie la moins élevée du rocher, et ensuite on se dirigera par le premier chemin à droite, lequel va directement aboutir sur un carrefour situé à la sortie des bois Héron et près du Haut-Mont.

5

Ce carrefour sera directement traversé, et l'on continuera, sans dévier, jusqu'à une croisière de cinq routes ; là on prendra la deuxième à droite, dont la voie offre tout juste la largeur nécessaire au passage d'une voiture. Cette petite route est la plus intéressante à parcourir pour arriver sur le Haut-Mont, à cause d'une roche très remarquable par sa cristallisation et sa structure, située à mi-côte et près de laquelle il faut passer. La surface de son sommet présente une infinité de petites cellules singulièrement évidées et divisées. Cette masse de grès, digne des investigations de la géologie, est nommée la Roche Cristallisée.

Ayant visité la roche Cristallisée, on continuera à gravir le Haut-Mont jusqu'au carrefour, situé sur le milieu du plateau, où l'on prendra, à gauche, la route conduisant directement vers la pointe de la montagne, belvéder d'où l'on jouit d'une vue immense ; à droite et peu éloignée, on voit la chaîne du Long-Rocher, se prolongeant vers les plaines de Sorques, où coule la rivière du Loing ; sur la gauche, également peu éloignée, c'est la Malmontagne, dont le plateau offre d'agréables promenades et aussi de beaux points de vue ; en face et dans un horizon lointain, on aperçoit les hauteurs de Montereau, les côteaux de la Bourgogne, et plus à droite les contrées du Gâtinais.

En quittant ce beau point de vue, on retournera sur ses pas, en suivant toujours la route la plus à droite, jusqu'à celle par laquelle on descend le Haut-Mont; on la parcourra jusqu'à un carrefour de quatre routes; on prendra celle à droite, qui sera suivie constamment à l'ombre des bois jusqu'au troisième chemin à gauche, lequel va directement aboutir au rocher Bénard, l'un des sites les plus pittoresques de là forêt par les superbes genevriers et les agrestes bouleaux qui l'ornent et l'ombragent, et par les massifs de haute futaie qui l'entourent. Ce joli rocher sera directement traversé, et l'on continuera sans dévier jusqu'au pavé de Moret, près duquel on arrivera après avoir parcouru une suite d'allées offrant de délicieux ombrages. En abordant la grande route, il faudra prendre à gauche celle qui rentre sous la futaie, et qui conduit à la route Ronde. L'ayant directement suivie jusqu'à la sortie des grands bois, on se dirigera à droite entre la futaie et une jeune plantation de bouleaux.

Après un trajet de quelques cents pas, on

arrivera sur le carrefour de la Croix-de-Mont-
Morin, traversé par la route de Bourgogne,
laquelle sera suivie à gauche pour aller gagner
le rocher d'Avon. L'ayant parcourue pendant
environ un quart-d'heure, on prendra à gauche par un chemin qui est près du poteau indicateur dont l'inscription porte : *Route de Fontainebleau*. Ce chemin aboutit, après un trajet
très court, sur la route de calèche qui longe
la chaîne du rocher d'Avon; on la suivra à
droite, sans dévier, jusqu'au premier carrefour
de l'autre côté de l'avenue de Maintenon, dont
il est parlé au commencement de cette promenade. De ce carrefour, on prendra la deuxième
route sur la droite; elle conduit à la Pyramide
et termine la quatrième promenade.

CINQUIÈME PROMENADE.

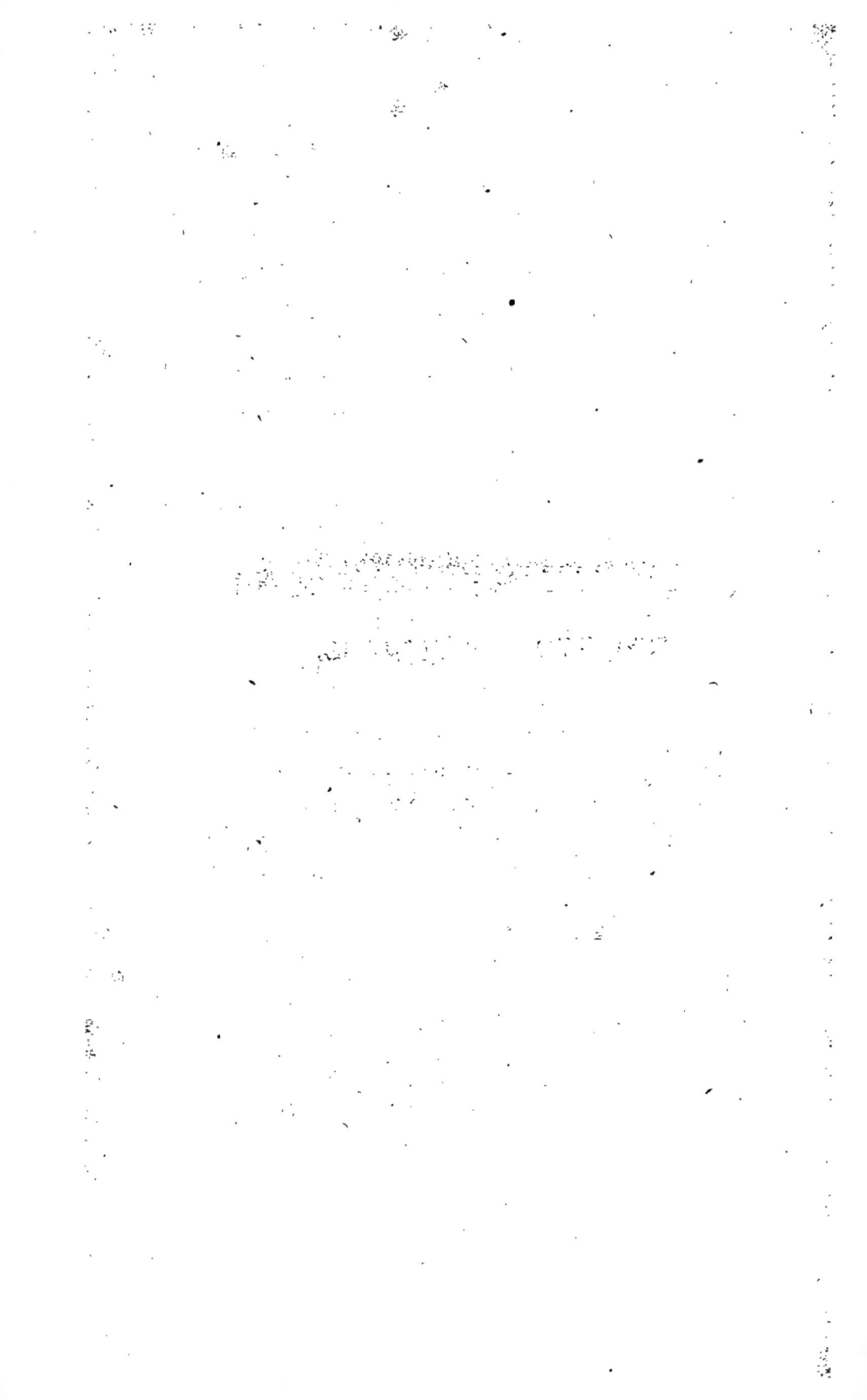

CINQUIÈME PROMENADE.

Sortie par l'Obélisque.

—

POINTS LES PLUS REMARQUABLES :

Plaine du Parquet-des-Pins.—Rocher des Demoiselles.
Futaie du Déluge. — Belvéder de la Gorge-aux-
Loups. — Futaie des Ventes-à-la-Reine. — Redoute
et vue sur Bouron. — Mare du Parc-aux-Bœufs. —
Mare aux Corneilles. — Bois des Grands-Feuillards.
— Vallée et rochers de la Salamandre.

Sortant de la barrière de l'Obélisque, il faudra se diriger par le premier chemin à droite de

la route de Bourgogne ; on le suivra jusqu'à un carrefour de six routes, où l'on prendra la deuxième à droite, laquelle sera parcourue en traversant directement une rotonde de huit autres routes et continuée sans dévier jusque sur un carrefour situé à l'angle de la belle futaie de pins qui ombragent la montagne de Henri IV. Arrivé à ce point, on se dirigera par la première allée à droite, traversant la plaine des pins que l'on suivra jusqu'au premier carrefour, où l'on prendra la deuxième route à gauche, petite allée conduisant au pied du rocher Bouligny. Arrivé sur un carrefour, à l'entrée de ce rocher, il faudra se diriger par la deuxième route à droite, allant au pavé de Bouron que l'on parcourra à gauche pour aller gagner le grand chemin de Recloses, petite route pavée qui sera rencontrée à droite, après un trajet de quelques minutes et par laquelle on se dirigera. L'ayant suivie jusque sur le haut de la montagne, on prendra par le premier chemin à droite, entre une jeune plantation de pins et un bois taillis d'arbres de diverses espèces ; après avoir suivi ce chemin sans dévier, en traversant deux carrefours, on arrivera à un troisième carrefour où l'on prendra le

deuxième chemin à gauche, allant aboutir,
après un trajet de quelques pas, à une
croisière située sur les hauteurs de la gorge
du Rocher-des-Demoiselles. Ici, on mettra
pied à terre pour aborder, par le premier
chemin à droite, les masses de grès qui couronnent le rocher et d'où l'on jouira de diverses vues et perspectives sur la forêt.

Après avoir parcouru quelques instans la
crête du rocher des Demoiselles, on remon-
tera en voiture, puis on partira du carrefour
par la première route à gauche (la première
après celle par laquelle la voiture y est entrée). Arrivé à un autre carrefour, d'où l'on
a une vue sur la gorge et les rochers du Mau-
vais-Passage, on traversera ce lieu en se dirigeant par la troisième route à gauche, aboutissant à l'étoile des Demoiselles, vaste carrefour entouré d'une épaisse plantation de pins.
De ce point, on prendra la quatrième route à
gauche allant aboutir au chemin de Recloses,
près du Grand-Hêtre, ainsi nommé à cause de
la prodigieuse élévation de sa tige qui est aperçue à la distance de quatre à cinq lieues. Arrivé au pied de cet arbre, on se dirigera
vers la futaie du Déluge, en prenant la

route allant au carrefour des Ypréaux, la première à droite du Grand-Hêtre, laquelle sera
suivie sans dévier jusqu'à un carrefour de six
routes où l'on prendra la deuxième à droite,
pénétrant sous de frais ombrages. Arrivé sur
une croisière de chemins, à l'entrée des vieux
chênes du Déluge, il faudra prendre la première route à gauche qui sera suivie en longeant la vieille futaie, jusqu'au deuxième chemin à droite, lequel pénètre, en serpentant,
sous un bois épais, et devient bientôt une allée
qui traverse en ligne droite, la pittoresque futaie dite les Erables. Ayant suivi ce chemin,
sans dévier, on arrivera sur la route Ronde, qu'il
faudra suivre à gauche, vers la jolie rotonde
Saint-Hérem, coupée par la route de Lyon;
elle sera directement traversée, en continuant
la route Ronde et en rentrant sous de nouveaux
et délicieux ombrages; à la sortie desquels et
à l'endroit où le plateau se termine et où la route
Ronde commence à descendre, on changera de
direction en prenant, à droite, le chemin côtoyant le haut bord de la montagne, que l'on
suivra en se dirigeant vers les quelques chênes
qui couronnent et ombragent médiocrement la
pointe du plateau. Parvenu sur une petite

plate-forme, à l'extrémité de cette pointe, dite
le Belvéder de la Gorge-aux-Loups, il faudra
s'arrêter un instant pour contempler l'immense
point de vue qu'offre cette position : sur la
droite, on voit des gorges, des montagnes et
des rochers se prolongeant à de grandes dis-
tances et servant de limites aux bois qui tapissent la vaste plaine qu'on a sous les yeux et
qui paraît un océan de feuillages ; au-delà, sont
des campagnes fertiles, des villages et des hameaux ; plus loin, dans un horizon où l'œil se
perd, à gauche, c'est la ville haute de Provins,
avec son dôme que l'on aperçoit lorsque le
temps est très clair.

En quittant le belvéder de la Gorge-aux-
Loups, on continuera à suivre sans dévier le
chemin à droite qui côtoie le haut bord de
cette pointe. Après un trajet de quelques cents
pas, on rentrera sur la route Ronde, qu'il faudra suivre à gauche pour aller gagner le chemin de calèche descendant dans la gorge
aux Loups ; ce chemin est le deuxième à gauche. Après l'avoir suivi sans dévier jusqu'au
fond de la gorge, on se dirigera par celle à
gauche l'espace d'une vingtaine de pas, pour
aller visiter, à droite et à peu de distance d

chemin, un Hêtre remarquable par ses épais feuillages et sa forme ronde; mais ce qui le distingue plus particulièrement, c'est une Aubépine, qui, sortie de terre au pied de son tronc, le pénètre au cœur, et après l'avoir traversé, porte et confond ses rameaux fleuris parmi ceux du hêtre.

Quand on aura visité cet arbre singulier, on rentrera sur la route qui sera remontée à gauche, vers l'intérieur de la gorge jusqu'au deuxième carrefour, où l'on prendra le chemin à gauche montant sous les arbres et passant entre deux chênes séculaires paraissant contemporains, et qu'on nomme les Deux Gardiens. Du point où sont ces chênes, on a autour de soi des gradations de terrain et des perspectives des plus pittoresques, des massifs de haute futaie, des bosquets, des pelouses, des genevriers et des rochers tapissés de verte mousse et ombragés par des houx, des hêtres et d'autres grands végétaux s'élançant d'entre leurs masses admirablement groupées et superposées.

En continuant à monter au-delà des deux gardiens, on passera près d'une grotte assez remarquable par sa structure intérieure, dont les parois présentent une infinité de petits évi-

demens longitudinaux, dirigés dans tous les
sens, ressemblant à des traces laissées par l'af-
filage de quelque outil, et qui cependant sont
l'ouvrage de la nature.

Ayant dépassé les masses de grès qui bordent le chemin, et étant parvenu sur le haut
de la sortie de la gorge aux Loups, on continuera sans dévier entre la vieille futaie des
Ventes-à-la-Reine et un bois plus jeune, mais
d'une très belle venue, et dont les arbres pro-
mettent de rivaliser un jour avec les colosses
qui les avoisinent.

Après un trajet de quelques minutes, on arrivera sur le carrefour des Forts-Marlotte, l'un
des plus remarquables de la forêt. Il est entouré de magnifiques bois, et étoilé par dix
routes bien percées et agréablement ombragées.

Du carrefour des Forts-Marlotte, on se dirigera par la quatrième route à droite allant à la
montagne de Bouron; on la suivra sans dévier,
et sous des bois délicieux jusqu'à la grande
route, qui sera directement traversée en pénétrant sous de nouveaux ombrages, où l'on prendra le premier chemin à gauche, conduisant,
en serpentant, sur la redoute de Bouron; po-

sition dominant la route, et ainsi nommée,
parce qu'en 1814 l'armée française y avait placé
de l'artillerie pour défendre le passage contre
les Prussiens. C'est depuis cette funeste époque
qu'on a pratiqué des chemins arrivant à ce
point, et qu'il est devenu un but de promenade,
d'où la vue se développe sur la vallée de Nemours.

Ayant traversé la redoute de Bouron, on arrivera sur le travers d'un chemin qui sera suivi
à gauche (en serpentant) sous des berceaux de
feuillages; il sera continué sans dévier jusqu'à la
sortie du grand bois, où l'on prendra à gauche et
ensuite le premier chemin à droite, traversant la
plantation des mélèzes et plusieurs carrefours;
on le parcourra jusqu'à la route Ronde, qu'il
faudra prendre à gauche en longeant la partie
sud de la futaie du Déluge, une des plus vieilles
de la forêt; mais qui est très éclaircie. Cependant les témoins qui attestent son ancienne
splendeur sont encore, malgré leur caducité, de
très beaux arbres.

La route Ronde sera continuée en traversant
le grand carrefour de Recloses, après lequel on
arrivera à la mare du Parc-aux-Bœufs. Cette
mare, que la nature a creusée sur le roc, est

entourée d'une pelouse ombragée par des hêtres , des charmes et quelques chênes sous
lesquels une fête champêtre a lieu une fois
l'année.

On repartira de la mare du Parc-aux-Bœufs
en continuant la route Ronde jusqu'au premier chemin à droite, allant à la montagne
d'Uri.

Arrivé au premier carrefour, il faudra se diriger par le chemin que l'on trouvera tout d'a-
bord à gauche, pénétrant dans une jeune futaie
et allant directement aboutir sur la route d'Orléans. Cette route sera suivie à gauche vers la
croix de Souvray, où l'on rentrera sur la route
Ronde, la deuxième à droite, qu'il faudra suivre
jusqu'à la mare aux Corneilles. Cette mare, dont
la surface est tranchée par une quantité de
petites roches se dessinant diversement, est,
comme celle du Parc-aux-Bœufs, environnée
d'une pelouse agrestement ombragée.

De la mare aux Corneilles, on prendra la
quatrième route à gauche allant aux Grands-
Feuillards, futaie dégarnie et couvrant une forêt de genevriers.

Arrivé au premier carrefour, on se dirigera
par la deuxième route à droite allant aboutir

à un autre carrefour, qui sera traversé en suivant le deuxième chemin à gauche, qui passe entre un grand bois et un terrain peu boisé, à l'extrémité duquel on arrivera sur une croisière de cinq routes; il faudra se diriger par la deuxième à droite, qui est agréablement boisée et qui sera suivie jusqu'au troisième chemin aussi à droite, lequel va directement aboutir au carrefour des Petits-Feuillards, situé sur la route Ronde, à la sortie des grands bois. Ce carrefour sera traversé en prenant la deuxième route à droite, et en pénétrant dans une jeune plantation de bouleaux.

Arrivé à l'endroit où cette route se divise en deux branches, il faudra se diriger par celle à gauche et la suivre, sans dévier, en traversant plusieurs carrefours. Parvenu à l'extrémité du plateau, on aura une vue assez étendue et des plus agrestes, sur les vallées et sur les rochers, qui occupent le centre de la forêt, mais principalement sur la chaîne rocailleuse et aride de la Salamandre, dont on distinguera bientôt la roche qui lui a valu son nom, et vers laquelle on descendra, en poursuivant le chemin que l'on parcoure. Arrivé sur une petite route pavée, on la suivra à droite jusqu'auprès d'un poteau où elle se termine, et d'où l'on prendra à gauche, en côtoyant les pins qui couvrent la suite des rochers de la Salamandre, et à la pointe desquels on abordera la grande route d'Orléans qu'il faudra suivre à gauche pour se diriger vers Fontainebleau et terminer cette promenade.

AUTRES COMBINAISONS

DE

PROMENADES.

AVERTISSEMENT.

Quoique l'itinéraire qui précède indique généralement tous les points les plus remarquables de la forêt ;
j'ai cru devoir le faire suivre de quelques autres combinaisons de promenades. Ces promenades, il est
vrai, ne sont que sommairement indiquées ; mais , à
l'aide de la carte qui accompagne cette brochure, et
sous la conduite des cochers qui sont habitués à parcourir la forêt , on sera sûr d'arriver au but sans s'égarer.

LA FORÊT

EN DEUX PROMENADES

CHACUNE

D'ENVIRON HUIT HEURES.

PREMIÈRE PROMENADE.

SORTIE PAR LA RUE DES BOIS.

Étoile des Huit-Routes.
Rocher du Mont-Chauvet.
Vallée du Nid-de-l'Aigle.
Le Charlemagne, chêne colossal et des plus agrestes.
Le Gros-Fouteau, haute futaie.
La Tillaie,   *idem.*
Le Bouquet du Roi, arbre remarquable.
Le Bouquet de la Reine, *idem.*
Le Pharamond,   *idem.*

Étoile de la Gorge-aux-Néfliers.

Vue sur la première gorge d'Apremont.

Vue sur la deuxième.

Descente vers les chênes de Henri IV et de Sully.

Roche de Marie-Thérèse.

Dormoir des vaches de Lantara.

Bas-Bréau, haute et très vieille futaie.

Chêne de la reine Blanche.

Vallée du Rocher-Cuvier.

Belvéder du Mont-Saint-Père, agréable point de vue.

Chêne de Clovis.

Mare du Rocher-Cuvier.

Beau-Tilleul, haute futaie.

Bellevue.

Hauteurs des Longues-Vallées.

Carrefour de la Table-du-Grand-Maître.

Route côtoyant le mont de Truis.

Belle-Croix.

Descente dans la Vallée de la Solle.

Gorge du rocher Saint-Germain.

Le Chêne engloutissant une roche.

Étoile de la Vallée de la Solle.

Gorge du Mont-Chauvet.

Sortie de la vallée par la route de Melun.

Bois de la Bihourdière.

Belvéder de la Fontaine-Désirée, très beau point de vue.

Calvaire et vue sur Fontainebleau.

Carrefour d'Augas.

Mont Ussi et nouvelle vue sur Fontainebleau.

Rocher des Deux-Sœurs et vue sur une partie de la forêt et sur la campagne, etc.

Jolie route traversant le Gros-Fouteau.

Descente de la Butte-aux-Aires et très belle vue sur la ville et la vallée de Fontainebleau.

DEUXIÈME PROMENADE.

SORTIE PAR LA BARRIÈRE DE L'OBÉLISQUE.

Avenue de Maintenon.

Montagne de Henri IV et divers points de vue.

Grande allée de la plaine des Pins.

Rocher Bouligny.

Sommet du rocher des Demoiselles et vue sur l'intérieur de la forêt.

Étoile du rocher des Demoiselles.

Le grand Hêtre du Montoir de Recloses.

Le Déluge, haute et très vieille futaie.

Bois des Érables.

Rotonde Saint-Hérem.

Ventes-à-la-Reine, haute futaie.

Belvéder de la Gorge-aux-Loups, immense point de vue.

Descente dans la gorge aux Loups.

Le Hêtre-Aubépine.

Sortie de la gorge aux Loups par le chemin de la Grotte.

Bois des Forts-Marlotte.

Mare du Rocher-aux-Fées et divers points de vue.

Étoile des Forts-Marlotte.

Redoute de Bouron et vue sur la vallée de Nemours.

Traversée du plateau de la Cave-aux-Brigands.

Le Déluge, côté du sud.

Étoile du carrefour de Recloses.

Mare du Parc-aux-Bœufs.

Carrefour de la Croix-de-Souvray.

Mare aux Corneilles.

Bois des Grands-Feuillards.

Belvéder de la Gorge-aux-Merisiers.

Gorge aux Merisiers.

Rocher du Vieux-Chêne.

Antre des Druides.

Descente dans la gorge de Franchard.

Roche qui Pleure. •

Grotte des Ermites.

Chemin des Abeilles.

Ancien Ermitage de Franchard.

Croix des Ermites.

Descente dans la gorge du Houx.

Le Cœur-du-Diable, masse de grès dont la forme est à peu près celle d'un cœur.

La roche des Animaux, autre masse de grès dont la structure offre plusieurs ressemblances d'animaux, et plus particulièrement celle de l'éléphant.

Rocher Mont-Aigu et rentrée à Fontaine-bleau.

LA FORÊT

EN SIX PROMENADES

D'ENVIRON

QUATRE HEURES CHACUNE.

PREMIÈRE PROMENADE.

SORTIE PAR LA RUE DE FRANCE.

Etoile du Mont-Pierreux.
Butte-aux-Aires.
La Tillaie.
Bouquets du Roi et de la Reine.
Bois des Charmes.
Fourneau-David.
Chêne-Brûlé , haute futaie.
Ancien Ermitage de Franchard.
Chemin des Abeilles.
Roche qui Pleure.

Grotte des Ermites.

.Descente dans la gorge de Franchard.

Antre des Druides.

Belvéder de la Gorge-aux-Merisiers.

Descente dans la gorge du Houx.

Cœur du Diable.

Roche des Animaux.

Mont-Aigu et rentrée à Fontainebleau.

DEUXIÈME PROMENADE.

———◆———

SORTIE PAR LA BARRIÈRE DE PARIS.

Fosse-au-Rateau.

La Tillaie, partie du sud.

Etoile de la Gorge-aux-Néfliers.

Vue sur le désert des gorges d'Apremont.

Hauteur de la deuxième gorge et beau point de vue.

Descente aux chênes de Henri IV et de Sully.

Roche de Marie-Thérèse.

Dormoir des Vaches de Lantara.

Bas-Bréau, vieille futaie.

Chêne de la reine Blanche.

Belvéder du Rocher-Cuvier.

Mare du Rocher-Cuvier.

Chêne de Clovis.

Belvéder du Mont-Saint-Père.

Traversée du Gros-Fouteau.

Descente de la Butte-aux-Aires.

Etoile du Mont-Pierreux, et rentrée en ville.

TROISIÈME PROMENADE.

SORTIE PAR LA RUE DE FRANCE.

Etoile des Huit-Routes.
Rocher du Mont-Chauvet.
Vallée du Nid-de-l'Aigle.
Le Charlemagne.
Rocher des Deux-Sœurs.
Descente dans les gorges de la Solle.
Tivoli de la Solle.
Gorge du Rocher-Saint-Germain.
Pointe du rocher Casse-Pôt.

Bois de la Glandée.

Etoile des Ecouettes.

Futaie et bosquet du Pavillon-Chinois.

Obélisque de Toulouse.

Butte-à-Gai.

Belvéder de la Fontaine-Désirée.

Calvaire et vue sur Fontainebleau.

Descente à Bon-Secours par le rocher Simon, et rentrée en ville par la barrière de Melun.

QUATRIÈME PROMENADE.

SORTIE PAR LA BARRIÈRE DE L'OBÉLISQUE.

Rotonde de l'avenue de Maintenon.
Village d'Avon.
Bois de la Garenne.
Forts-Thomery, haute futaie.
Chantoiseau et vue sur la Seine.
Descente à Thomery.
Effondrée.
Allée de la fontaine Saint-Aubin.
Bois de la Madeleine.

Jeune futaie des Basses-Loges.

L'Arbre-en-l'Air.

Porte aux Vaches.

Avenue des Platanes, et rentrée à Fontainebleau par la barrière de Valvins.

CINQUIÈME PROMENADE.

SORTIE PAR LA BARRIÈRE DE L'OBÉLISQUE.

Avenue de Maintenon.
Pointe de la montagne de Henri iv, à l'est.
Les Placereaux.
Rocher aux Nymphes.
Futaie des Ventes-Héron.
La Roche Cristallisée.
Le Haut-Mont et ses admirables points de
vue.
Le rocher Bénard et ses jolis genevriers.

Les diverses futaies de la plaine du Chêne-Feuillu.

Carrefour de la Croix-Mont-Morin.

Rocher d'Avon.

Avenue de Maintenon et rentrée en ville par l'Obélisque.

SIXIÈME PROMENADE.

SORTIE PAR LA BARRIÈRE DE L'OBÉLISQUE.

Plaine du Parquet-des-Pins.
Rocher Bouligny.
Vallée aux Cerfs.
Belvéder de la Gorge-aux-Loups.
Descente dans la gorge aux Loups.
Le Hêtre-Aubépine.
Sortie de la gorge par le chemin de la Grotte.
Haute futaie des Ventes-à-la-Reine.
Étoile des Forts-Marlotte.

Redoute de Bouron et vue sur la vallée de Nemours.

Plantations des Mélèzes.

Vieille futaie du Déluge.

Mare du Parc-aux-Bœufs.

Sommet du Rocher-des-Demoiselles.

Descente du montoir de Recloses, et rentrée en ville par l'Obélisque.

PROMENADE

LA PLUS PITTORESQUE ET LA PLUS INTÉRESSANTE

DE LA FORÊT

DE FONTAINEBLEAU.

———————

Cette promenade , dont le trajet est d'environ six petites lieues, donnera aux voyageurs qui l'entreprendront une idée générale et exacte sur l'ensemble de notre vaste forêt. Ses délicieuses perspectives, ses gorges, ses rochers, ses déserts et ses vieilles futaies, passeront comme par enchantement sous les yeux de l'observateur.

On sortira de Fontainebleau par la rue des Bois, et l'on se dirigera par les points désignés ci-après.

1° La vallée du Nid-de-l'Aigle, où l'on visitera le fameux chêne dit le Charlemagne.

8

2° Le Gros-Fouteau, l'une des plus vieilles et des plus belles futaies de la forêt.

3° La Tillaie, autre futaie tout aussi belle et où l'on admirera des arbres gigantesques, parmi lesquels se distinguent : le Goliath, le Majestueux, les Bouquets du Roi et de la Reine, le Pharamond, les Deux-Frères et une infinité d'autres dont la nomenclature deviendrait trop longue.

4° Le grand désert des Gorges-d'Apremont, sur les bords escarpés duquel on arrivera en passant près de la croix du Grand-Veneur.

5° Le Mont Saint-Père, d'où l'on jouira d'une jolie vue sur la Vallée du Bas-Bréau.

6° Le caduc chêne de Clovis, précieuse étude pour les paysagistes.

7° Le Promontoir du Rocher Cuvier, l'un des plus beaux points de vue de la forêt.

8° Le Carrefour de Bellevue, point qui ne le cède guère au précédent.

9° La Table du Grand-Maître, joli rendez-vous de chasse.

10° Le Rocher des Deux-Sœurs, d'où l'on a une délicieuse vue sur la Vallée de la Solle.

11° Le Mont Ussy, nouvellement embelli

par plusieurs points de vue sur le château et la ville de Fontainebleau.

12° Le Belvéder de la Fontaine-Désirée, d'où l'œil plane à la fois sur la forêt et sur la campagne.

13° Le Calvaire, pointe de rocher d'où l'on découvre parfaitement la ville de Fontainebleau.

14° Le Rocher du Fort-des-Moulins, naguère inabordable, et maintenant sillonné par une route large et commode, récemment inaugurée sous le nom de *Route de la Reine Amélie*, et dont le trajet, d'environ cinq à six minutes, offre une suite de perspectives et de points de vue admirables [1].

[1] Cette route, que voudront parcourir tous les étrangers qui viennent admirer les merveilles de Fontainebleau, ne sera pas un des moindres souvenirs qu'aura laissés à notre ville le bon goût de l'inspecteur de la forêt, M. Marrier de Boisd'hyver.

ΓIN.

FONTAINEBLEAU.

FRANC. I. FRANC. REX

CARTE
TOPOGRAPHIQUE
DU
PALAIS ROYAL
DE
FONTAINEBLEAU
1839

Légende du Plan.

A . Cour du Cheval-Blanc .
B . id . des Fontaines .
C . id . Ovale .
D . id . des Princes .
E . id . du Prince .
F . Jardin du Roi et Fontaine de Diane .
G . Jardin Anglais .
H . Rivière .
I . Carousel .
J . l'Étang et son Pavillon .
K . Le Parterre .

L . Cascades .
M . Grandes Jeneurs .
N . La Fontaine de la Reine .
O . Pièce d'eau dite le Miroir .
P . Entrée du Parc par la ville .
Q . Ancienne Pénerie .
R . Carrefour de la grille de Maintenon .

N°1 . Hôtel de France .
2 . de l'Aigle noir .
3 . du Cadran bleu .
4 . de la Poste aux Chevaux .

Place d'Armes
Place Barrière
Rue Ste. Anne Dauphine
Pyramide
Grand Canal
PARC DE FONTAINEBLEAU

Nota . Les choses les plus remarquables à voir dans le Palais de Fontainebleau sont : la Chapelle de la S.te Trinité, celle de S.t Saturnin ; la Salle de Henri II et celle de Louis Philippe ; la Galerie de François I et celle de Diane ; la Salle des Gardes ; les Salles de S.t Louis, de Louis XIII et de François I ; l'Escalier du Roi, celui de la Reine ; les Appartemens de L.L.M.M. et du Prince Royal ; les petits Appartemens ; les Bibliothèques ; le Jardin du Roi, le Jardin Anglais, le Parterre et le Parc, dont l'entendue totale y compris le canal, est de 216 arpens. Les ouvrages publiés sur cette Résidence Royale sont : 1° Notice historique et descriptive, 1 vol. in 8° par E. Aubin ; 2° Quatre promenades dans le Forêt 1 vol. in 12 du même auteur ; et la Salamandre 1 vol. in 12 en prose en quatre chants sur la vie de Fontainebleau par A. Durand Monnier 1 vol. grand in 8 ; Guide du Voyageur dans le Palais et la Forêt de Fontainebleau, 1 vol. in 4° orné de deux Cartes Topographiques par C.F. Denecourt . Guide du Voyageur dans le Palais, Brochure in 8° ornée de la Carte du Château du même Auteur, et le Guide du Voyageur dans la Forêt, Brochure in 8° avec Carte des Sites les plus pittoresques .

C.F. Denecourt, Éditeur subrogé — 1839 .

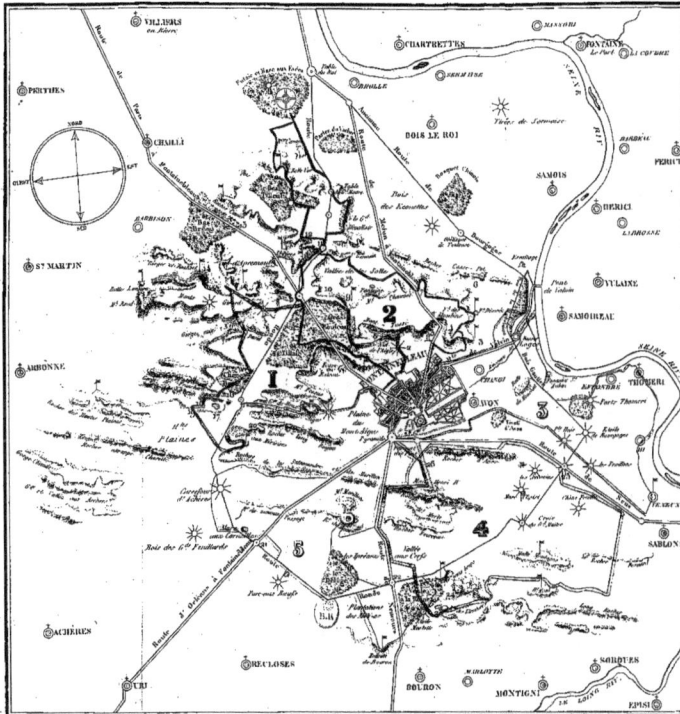

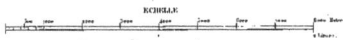

www.ingramcontent.com/pod-product-compliance
Lightning Source LLC
Chambersburg PA
CBHW072100090426
42739CB00012B/2824